膳食营养与健康

谢世平　朱春兰　主　编
生吉萍　朱玉焕　副主编
　　　　刘金平　主　审

清华大学出版社
北京

内 容 简 介

本书倡导健康饮食新思路，是健康管理专业和食养配餐专业的核心必修课程，旨在指导学生传承"民以食为天"的智慧，传播"食以安为先"的文化，推广"养以食为本"的理念，从而增强中华民族优秀饮食文化自信，为促进人民身心健康做出贡献。

本书以中华饮食文化起源和一年四季食养配餐为主线，贯穿了不同时期饮食文化的差异和传统习俗传承，介绍了一年四季食材的四性五味、功效以及如何在生活中应用，具有翔实的理论知识和鲜明的实践特色，突出实践能力，运用实训教学方法，模拟实际工作环境，使学生能够自如地掌握食养配餐技能，合理搭配食物营养，制订标准化和特殊化群体的膳食营养配餐方案，体现了"通俗易懂、重在应用"的编写指导原则，能够满足学生提高专业素养和专业技能的需求。

本书以五个章节的内容为体系，融合大量案例，主要教授学生通过对相关知识的学习，了解目前食养配餐的研究任务和发展趋势，引导学生运用所学知识，推广健康饮食习惯和健康生活方式，推动我国食养配餐的发展，服务"健康中国"战略的实施。

本书的目标读者主要是卫生健康类高等专业学院的在校大学生和从事卫生健康职业的相关人员。

图书在版编目(CIP)数据

膳食营养与健康/谢世平，朱春兰主编. —北京：清华大学出版社，2022.5(2023.4重印)
ISBN 978-7-302-60264-4

I. ①膳… II. ①谢… ②朱… III. ①膳食营养—关系—健康—教材 IV. ①R151.4

中国版本图书馆CIP数据核字(2022)第034423号

责任编辑：陈冬梅
装帧设计：李　坤
责任校对：李玉茹
责任印制：沈　露
出版发行：清华大学出版社
　　　　　网　　址：http://www.tup.com.cn, http://www.wqbook.com
　　　　　地　　址：北京清华大学学研大厦A座　　　　　　　邮　编：100084
　　　　　社 总 机：010-83470000　　　　　　　　　　　　邮　购：010-62786544
　　　　　投稿与读者服务：010-62776969，c-service@tup.tsinghua.edu.cn
　　　　　质量反馈：010-62772015，zhiliang@tup.tsinghua.edu.cn
印 装 者：三河市龙大印装有限公司
经　　销：全国新华书店
开　　本：185mm×260mm　　　　印　张：12.25　　　　字　数：293千字
版　　次：2022年6月第1版　　　印　次：2023年4月第3次印刷
定　　价：49.80元

产品编号：095091-01

社会的发展、科技的进步、医疗水平的提升，并没有阻挡住慢性病对人类健康的侵袭，尤其是当代，一些人工作压力加大，运动量不够，饮食结构不合理，加速了慢性病发展的年轻化趋势。因此，预防胜于治疗的华夏智慧开始步入越来越多人的生活，主动健康成为更多人的追求。

21世纪，随着"大预防""大健康"时代的真正到来，国家卫生健康委员会把健康管理和食养配餐作为新时期从事医疗、卫生、康养职业必备的专业学识要求。

健康管理和食养配餐是社会急需的新兴复合型专业。作为这两大专业的主干教材，本书内容的设置契合了"健康中国"的国家战略方针，能够适应国民健康素质提升的专业化要求，是专门培养具有健康管理能力的技能型人才的专业教材。

本书主要讲授健康管理和食养配餐两大专业的基本理论，使学生认识食养配餐内涵，了解中华饮食文化史略，学习四季食材和四季食养的知识，熟悉人体特殊生理阶段的特点及食养配餐，让学生掌握两大专业的工作性质、任务、特点和必须具备的技能，把健康留给自己，把拥有健康的智慧传给更多人。

本书的编写是在专业任务驱动的模式下进行的，着重体现了内容如何贴近"健康中国"新时代的需求，符合"理—实—研"一体化教学模式的新设专业要求，从而恰到好处地设计课程内容。

在本书编写过程中，编写人员围绕健康管理和食养配餐两大专业的社会职业活动，突出岗位操作能力，立足岗位技能需求，贯穿了"通俗易懂、重在应用"的编写主线，并以职业活动为教学依据，重视职业活动的趣味性、适用性、实操性；明确了"通俗易懂、重在应用"的编写理念；体现了鲜明的中医特色，尤其是在培养学习者治病理念、早预防思想方面，学习者自己就是提高健康水平的受益者、东方智慧的传承者，使本书做到了实用、够用、易学、会用，让本书适应学习者的就业需求。

全书共五章，各章内容及执笔人如下。

第一章由谢世平、朱春兰、李君君、李振江编写，第二章由谢世平、生吉萍、张巧编写，第三章由朱春兰、朱玉焕、盛向辉编写，第四章由朱春兰、王栋梁、薛双娟编写，第五章由谢世平、朱玉焕、薛双娟、李君君、许唤编写。全书主审为刘金平，最后由左淑芬、李振江统稿，楚世鑫插图。

本书获得了清华大学出版社的大力支持，在此表示深深的谢意！

本书在编写过程中，参考了很多同类著作和期刊等，限于篇幅，恕不一一列出，特此说明并致谢。

由于作者水平有限，书中难免存在一些不足之处，恳请同行专家及读者指正。

编　者

目 录
Contents

NOTE

NOTE

NOTE

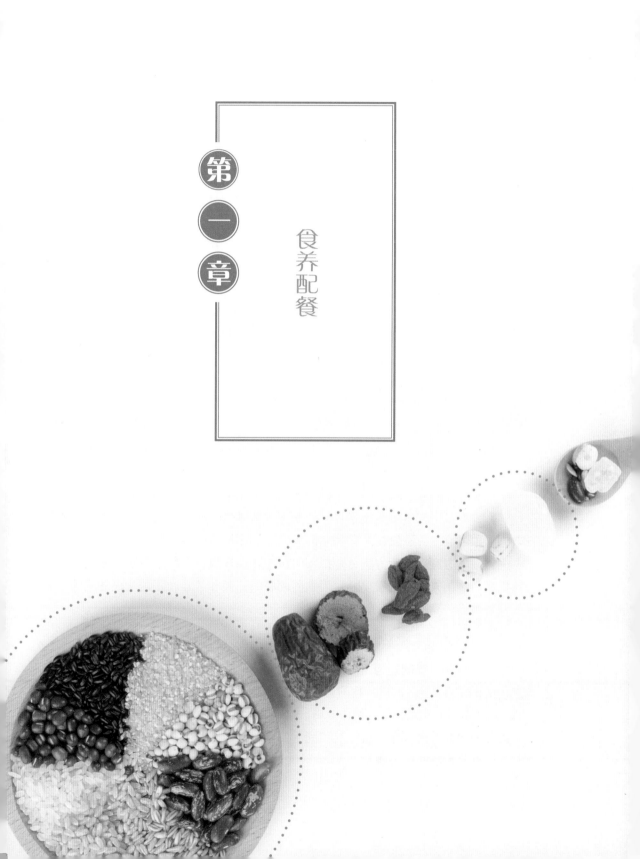

第一章

食养配餐

第一节　食养配餐的时代背景及现实意义

一、食养配餐的时代背景

当今世界，亚健康人群数量正在不断扩大，据世界卫生组织的一项全球性调查表明，目前全世界真正健康的人数不到总人口数的10%，经医生检查、诊断患病的人占20%，处于亚健康状态的人群占75%，而且这一比例仍在增加。

目前，我国平均每10秒就有1人罹患癌症，另有脂肪肝患者1.2亿人，血脂异常者1.6亿人，高血压患者2.7亿人，糖尿病患者9240万人，超重或肥胖症者有7000万到2亿人，学生近视率全世界居高不下，超过80%的学生早餐营养质量较差，38%的青少年处于贫血状态……

尤其值得警惕的是，成年人的一些慢性疾病往往与儿童时期的不良饮食行为早早结下了"姻缘"，一些癌症的罹患也都与饮食不当而紧密关联，归根结底就是人们缺乏知"食"与"慧"吃的能力，从而暗中培养了大批慢性病后备军。

健康问题既是重大民生问题，又是重大社会问题，新型冠状病毒肺炎疫情对全球持续而顽固的影响更是凸显了这一问题的严重性。

面对全民健康问题的日趋严峻性，早在2016年，全国"两会"就把"健康中国"写进政府工作报告，上升为国家战略。

2019年，我国出台了《健康中国行动(2019—2030年)》等相关文件，围绕疾病预防和健康促进两大核心，要求将健康教育纳入国民教育体系，尤其要纳入学前教育和中小学素质教育的重要内容。同年4月，我国正式施行了《学校食品安全与营养健康管理规定》，要求全国各级各类学校、幼儿园聘请营养学专业人员对膳食营养均衡等进行咨询指导，推广科学配餐、膳食营养等理念，保障学生食品安全，促进营养健康。

近年来，国家新医改方案更是把预防和控制疾病放在首位，表明我国政府已经充分认识到了"治未病"的重要性，而食养配餐的开展和普及，正是全民健康的重要抓手，也是实施"健康中国"国家战略的重要途径。

二、食养配餐的现实意义

定义：食养配餐就是为了满足身体需要而制订的膳食营养方案，它根据人体生理特点，结合食物属性，通过食物的合理搭配，让食物营养在特定时间内滋养相应的脏腑器官，以达到五脏平衡，促进机体健康，满足生命活动需要，保证生命品质的全过程。

食养配餐的关键在于"食"与"配"二字，食什么？怎么食？配什么？怎么配？这些都是食养配餐的核心要义。

食养配餐的前提是食育先行。食育，是尊崇天地自然之道，传承祖先优秀饮食文化，保护生态环境永续，增进人类身心灵康乐的基础教育。它汲取了"药食同源、顺食摄养、四季养生、五行学说"中医养生文化的精髓，开辟了"依食而养、借食而育"的国民健康教育新路径，提出了以"自然、文化、生态、全人教育"为根基的教育理念，是德育、体育、智育、美育等的最基础、最前提条件，是健康从娃娃抓起的真正体现，也是守护青山绿水的基础教育。

有了食育理念的引领，食养配餐才能得以广泛而扎实地推进。

食养配餐的根本在于食材问题。良食即良药，食材的好坏直接关系着配餐质量的高低。

"食育是魂，食材是根，食方是本。"当我们注重饮食、吃对吃好的时候，我们就能感悟到好食材与好身体的链接关系。

民以食为天。与肝心脾肺肾链接的食材有哪些？睡眠不好吃什么？"三高"人群吃什么？……食材各归其主，食养各行其道。在日常生活中，我们不仅要吃饱、吃好，更要吃对，吃对了才能更健康；选对了才会走出饮食误区，才会有好的搭配，搭配好了才能有好的身体。均衡营养是食养搭配的根本目的，也是身体健康的重要保障。

食以安为先。食物是大自然馈赠给我们的最好礼物，每种植物都在春生、夏长、秋收、冬藏中经历着风、寒、暑、湿、燥，蕴藏着自然界赋予它的寒、热、温、凉、平，在阳光、空气、水、土壤的呵护下，彰显出它的四性五味，润泽着我们的器官、组织、毛发，以其根、茎、叶、花、瓜、果、皮濡养我们的身体，塑造生命的源泉。可是，现在的"食安"问题相当突出，食物的产出严重违背着自然规律，化肥、农药、激素、催熟剂过量滥用，空气、水、土壤污染严重。这种违背自然生长规律种植的食物，怎能保障我们的生命健康和安全？怎能保障我们的生态环境安全？

好食材吃出好身体，好食材源于好农耕，好农耕维护好环境，因此说好食材是田间与舌尖、生命与自然的最有效链接，真正传承了中国优秀农耕文化中"应时、取宜、守则、和谐"的意蕴，真正体现了"良食是塑造生命品质的"真谛。当我们真正去追求好食材的时候，我们才会懂得如何顺应自然规律、怎样适应社会发展，我们才会真正自觉地去亲近有机农耕，才会真正地去热爱母亲土地，才能保护生态环境的永续。换而言之，好食材不仅可以吃出好身体，而且可以吃出青山绿水。

第二节 食养配餐的诠释

一、食养配餐的理论依据

食养配餐是以现代营养学理论为基础，以营养免疫学理论为准则，以中医学理论为依据，根据时代特点，满足不同人群体质需要而制订的营养改善干预方案。

NOTE

(1) 以现代营养学理论为基础。现代营养学是与维持人类生存的营养物质相关的科学，如蛋白质、脂肪、碳水化合物、维生素、水、矿物质和膳食纤维。根据调养对象的生理特点和生活方式而制订的个体或群体基础营养方案，需要在满足所需营养素的前提下，加入食养配餐方案的功效性和调理性，以减少营养不良或营养过剩而产生的危害。均衡的营养对慢性非传染性疾病有预防作用。

(2) 以营养免疫学理论为准则。陈昭妃博士所创立的营养免疫学是一门研究营养与免疫之间关系的学科，其对健康食品的定义和要求是制定食养配餐的一个重要参考和准则。重点阐述免疫系统、免疫器官、免疫细胞、植物营养素、多糖体、健康食物标准等内容。通过选用天然、完整、营养素含量高的食材作为配餐原料，在提供营养素的同时，滋养人体五脏六腑，提高生命品质。

(3) 以中医学理论为依据。中医学理论遵循阴阳平衡，以古代哲学的精气、阴阳、五行学说作为思维方法，创立了藏象、经络、精气血津液神等学说，并在探讨人与自然关系的过程中创立了六淫致病学说，以阐释人体的生理和病理，指导疾病的诊断和防治。食养配餐主要通过藏象学说中脏腑的生理功能，体、华、窍、液等的表现，结合八纲辨证制订配餐方案。中医学"天人合一"的养生观，是食养配餐顺应天时、平衡阴阳、均衡五脏的依据。

二、食养配餐的原则

在制订食养配餐方案时，须遵循以下原则：主副食搭配，粗细搭配，相生相宜搭配，软硬搭配，色彩搭配，食物新鲜且多样化，实现良心、良品、良技合一。

(1) 主副食搭配。《黄帝内经·素问》有"五谷为养，五果为助，五畜为益，五菜为充"之说，《中国居民膳食指南(2016)》第一条即为食物多样，谷类为主。它们都不约而同地强调了食物主副食搭配的重要性。主食为常见的谷类，如小麦、大米、玉米、黑米、燕麦等食材，可为人体提供生命活动所需的主食；副食即除主食以外的所有食物，如蔬菜、水果、菌菇类及坚果类等食材，是人体矿物质、维生素等必需营养素的重要来源。在制订食养配餐方案时，首先需要注意主副食的配餐合理性，以免方案中出现营养不均衡的问题。

如：一日午餐

蒸米饭　食材：大米、小米。

土豆炖牛肉　食材：土豆、牛肉、西红柿。

蒜蓉青菜　食材：小青菜、大蒜。

银耳水果汤　食材：银耳、苹果、莲子、红枣。

以此餐为例，主食为蒸米饭，其余菜品皆为副食。

(2) 粗细搭配。随着生活水平的不断提高，人们对于膳食的要求也越来越精细化，但很快人们发现精细化的饮食会带来诸如排便不畅、皮炎、血糖异常等诸多病症。

如：全麦面馒头　食材：全麦面粉。

　　蜗牛卷　　　食材：小麦粉、高粱面粉。

　　红薯燕麦粥　食材：大米、燕麦片、红薯。

　　紫米饭　　　食材：大米、黑米。

　　金银米饭　　食材：大米、小米。

（3）相生相宜搭配。中医理论认为，五脏相生相克，脾为肺之母，肺为肾之母，在养肺脏时，应注重脾脏和肾脏的养护，如滋阴润肺雪梨羹，加入小米与红枣，大大增强了滋阴润肺的功能。另外，从现代营养学中关于氨基酸互补作用的角度来讲，谷类食物与豆类的结合，能提高食物中蛋白质的利用率，所以杂豆米粥、豆腐馅儿包子等都是食物相生相宜搭配的技巧。

（4）软硬搭配、色彩搭配、食物新鲜多样。一份完善的食养配餐方案，不仅要满足调养和营养素的要求，同时也要考虑配餐中所用食材的口感、形状、色彩、种类等各方面的搭配。因此，在制订方案时要在二者之间找到一个平衡，尽量做到二者兼具。示例如下。

① 香菇蒸蛋羹　食材：香菇丁、鸡蛋。

以香菇切丁蒸鸡蛋，两者蒸熟后都是酥软的食材，口感会更加滑嫩。若是将香菇换成西蓝花或莲藕丁来蒸鸡蛋，虽然蒸熟后也可以食用，但口感势必会大受影响，并且在高温之下西蓝花的营养也会流失。这道菜品虽然简单，但也是生活中关于软硬搭配的一个常例。

② 五彩千张　食材：紫甘蓝、包菜、胡萝卜、黄柿子椒、千张。

这道菜品五色兼具，能同时滋养五脏。在制作时可将所有的食材都切成细丝，以鲜柠檬汁调拌以防止菜品氧化太快。这样既可达到色彩搭配，又可做到食物新鲜及多样化。

第三节　食养配餐的意义

"五谷为养，五果为助，五畜为益，五菜为充"是我国传统饮食文化的思想精髓，谷类一直是我们饮食中最重要的组成部分。现在，大多数人的劳动模式从以体力劳动为主转到了以脑力劳动与体力劳动相结合，再到以脑力劳动为主，因此我们的饮食结构也应随着劳动模式的改变而改变。如果我们从事的是脑力劳动，但还一直沿用体力劳动的饮食结构，结果就是一方面因我们的肢体能量过剩而导致肥胖、超重、脂肪肝等慢性疾病；另一方面便是大脑的营养供应不足、肾脏系统过早衰弱，如须发早白、起夜、耳鸣、提前闭经等。所以，我们要根据生活环境、劳动性质来调整饮食结构，通过合理的饮食方式和良好的生活习惯来预防慢性疾病。

NOTE

两次获得诺贝尔奖的美国医学专家鲍林提出"最佳饮食营养是未来的药物"。我国著名临床用药专著《神农本草经》曰："上药为君，主养命，以应天，无毒，多服久服不伤人，欲轻身益气，不老延年者，本《上经》；中药为臣，主养性，以应人，无毒有毒，斟酌其宜，欲遏病补虚羸者，本《中经》；下药为佐使，主治病，以应地，多毒，不可久服，欲除寒热邪气，破积聚愈疾者，本《下经》。"《神农本草经》全书共分三卷，共载药365种，按药物功效的不同分为上、中、下三品，仅食物就有50多种。其中，属上品的计22种，如酸枣、橘柚、葡萄、瓜子、大枣、海蛤、鲤鱼胆等；属中品的计19种，如干姜、海藻、酸酱、赤小豆、黍米、粟米、龙眼、蟹等；属下品的计9种，如阳桃、羊蹄、桃仁、杏仁等，包括米谷、菜蔬、虫鱼和禽类，可谓谷、肉、果、菜尽全。这些食物至今仍被广泛食用。"食物药"在《神农本草经》中总的数量虽然不多，但占据着一定的位置，说明古代对于某些食物的药用价值的肯定，是有关秦以前及两汉时期对于常见药用食物的总结。

我国药王孙思邈也强调："安身之本，必资于食，不知食宜者，不足以存生也。"

纵观古今中外，无不强调饮食的重要性，因此食养配餐是社会发展的需要，也是时代发展的必然产物。食养配餐的目的是降低患病率、增强体质。我们只要合理地食用一日三餐，就能以食养的方式，使人体达到五脏平衡、阴阳平衡的状态，从而提高生命质量。

食养配餐具有以下意义。

首先，体现在时代发展的需要上，既能使人们按照生命活动的需要来摄取营养，又可减少因能量过剩和营养缺乏而导致的各种慢性病。

其次，可以帮助想拥有健康的人遵循食物当地、当季、当令的自然规律，既保证人体摄入的碳水化合物、蛋白质、脂肪、矿物质、维生素、膳食纤维和水七大基础营养素比例合理，又能因人而异地补充个体差异的膳食营养。

最后，可以传承民以食为天的智慧，传播食以安为先的文化，推广养以食为本的理念，增强中华民族优秀饮食文化自信。

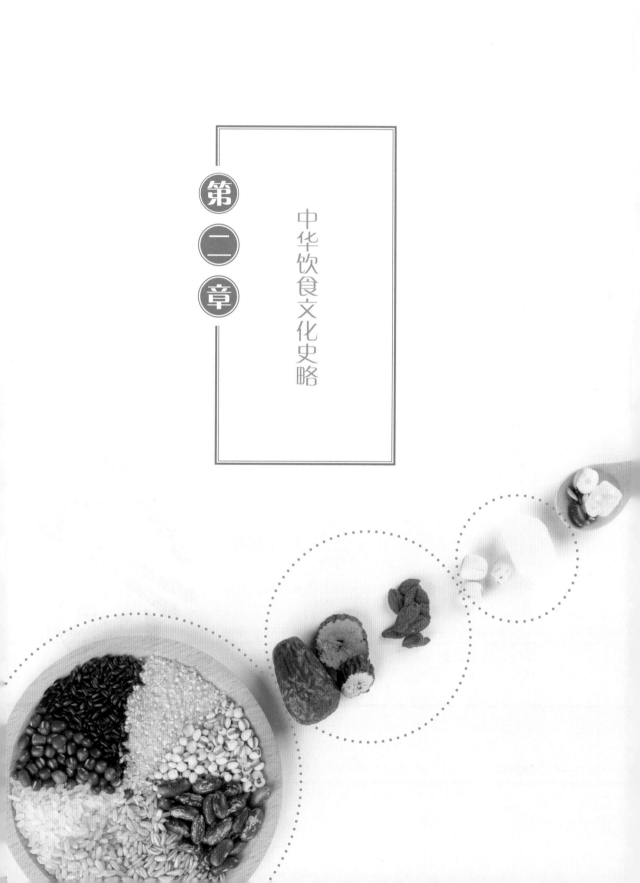

第二章

中华饮食文化史略

第一节 中华饮食文化概述

一、文化的基本定义

"文化"一词源于拉丁语"Culture",含有耕种、栽培、教育、教养、居住、练习、留心或注意等含义。

《辞海》中对"文化"的解释有以下三种。

(1) 人类创造的物质财富和精神财富的总和,特指精神财富,如文学、艺术、教育、科学等。

(2) 考古学用语,指同一个历史时期的不以分布地点为转移的遗迹、遗物的综合体,如仰韶文化、龙山文化。

(3) 文化指运用文字的能力及一般知识。

二、饮食文化的概念

饮食文化是随着社会进步与发展而新兴的名词,涉及范围较广,截至目前尚无一个明确的定义。知名学者赵荣光将其定义为"食物原料开发利用、食品制作和消费过程中的技术、科学、艺术及以饮食为基础的习俗、传统、思想和哲学,即由人们食生产和食生活的方式、过程、功能等结构组合而成的全部食事的总和"。

中国饮食文化是中国传统文化的一部分,既是一门科学,又是一门艺术(见图2-1),涉及饮与食两个方面。"饮"主要指含有酒精的饮料和花草茶以及近年来较为流行的新鲜果蔬汁等;"食"指以粮谷类食物为主的主食,包括蔬菜、水果、干果、坚果、禽蛋、肉类等在内的副食。中国饮食文化除了吃的内容外,对饮食礼仪、风俗民情、饮食器具、进餐环境、烹调艺术、食疗养生等也颇有讲究。

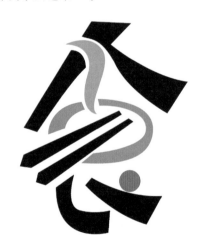

图 2-1 饮食文化

司马迁在《管晏列传》中写道:"仓廪实而知礼节,衣食足而知荣辱……""天下生灵,聚食而乐""民以食为天"。在我们国家,吃已经不仅局限于一日三餐、解渴充饥,而且蕴含着中国人认识事物、理解事物的哲理,如一婴儿出生,亲友要吃红蛋表示喜庆,"蛋"表示生命的延续,"吃蛋"寄予着中国人传宗接代的厚望,是借"吃"这种形式表达一种丰富的心理内涵。

"吃"对中国人的文化心理结构也有着深刻的影响,"吃"被赋予各种感情色彩。人们把很多原来与吃没有关系的事情都和吃联系在了一起，如得到好处叫"吃到甜头"，被人捧叫"吃香"，受到损失叫"吃亏"，一往无阻、非常走红叫"吃得开"，干工作不怕困难叫"吃苦"，小孩挨打叫"吃板子"，不创造价值叫"坐吃山空"，能吃会吃的人叫"吃货"，还有"吃酒""吃桌""吃醋"等。

总之，我国饮食文化已经超越"吃"本身而获得了更深刻的社会意义。与其他国家的饮食文化比较，我国的饮食文化属于文化哲学范畴，具有与众不同的文化内涵、时代特点和审美特征。

三、中华饮食文化的发展史

1. 生吞活剥的食祖——有巢氏

《礼记·礼运》中记载："未有火化，食草木之实、鸟兽之肉，饮其血，茹其毛。未有麻丝，衣其羽皮。"

我们祖先的早期饮食生活相当简陋，饿了捕捉飞禽走兽、捕鱼捉蚌、采摘果实等依靠动植物充饥，吃的喝的都是生品。旧石器时代的有巢氏，因构木为巢以避群害而得名。当时，人们不懂人工取火，饮食状况为茹毛饮血。为使生鲜的肉食便于咀嚼和消化，便发明了"脍"和"捣"的肉食处理方法。

2. 钻木取火的食祖——燧人氏

恩格斯指出，火的使用"第一次使人支配了一种自然力，从而最终把人同动物分开"。东汉徐干在《中论·治学第一》中曾说："太昊观天地而画八卦，燧人察时令而钻火，帝轩闻凤鸣而调律，仓颉视鸟迹而作书：斯大圣之学乎神明，而发乎物类也。"《韩非子·五蠹》说："上古之世……民食果蓏蚌蛤，腥臊恶臭而伤害腹胃，民多疾病。有圣人作，钻燧取火以化腥臊，而民说之，使王天下，号之曰燧人氏。"《古史考》也说："古者茹毛饮血，燧人氏初作燧火。"《周礼》中记载："燧人氏始钻木取火，炮生为熟，令人无腹疾，有异于禽兽。"

我们的先祖在利用干木材打造工具时，见到木材长时间摩擦生热使木材燃烧，因此掌握了钻木取火的能力，这就是民间流传的"钻木取火""钻燧取火"故事。燧人氏此举具有重大意义，不仅强壮了人类的身体，还开创了文明的新纪元，单从烹饪史来说也创造了以"石烹"为标志的一系列烹饪方法。

3. 发掘草蔬的食祖——神农氏

《国语·晋语》载："昔少典娶于有蟜氏，生黄帝、炎帝……"神农氏即炎帝(见图2-2)，与黄帝并称

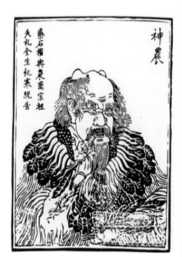

图2-2 神农氏

为"中华始祖",中国远古时期部落首领,又称赤帝、烈山氏,距今6000年至5500年前生于厉山。《易·系辞》《史记·三皇本纪》《通志·三皇纪》等书都有神农氏"以火德王"而称"炎帝"的说法,又有"始制耒耜,教民务农"而号称"神农"的记载。《淮南子·修务训》说:"古者,民茹草饮水,采树木之实,食蠃蚌之肉,时多疾病毒伤之害,于是神农乃始教民播种五谷,相土地宜,燥湿肥墝高下,尝百草之滋味,水泉之甘苦,令民知所辟就。当此之时,一日而遇七十毒。"《直方周易》系辞下说:"包牺氏没,神农氏作,斫木为耜,揉木为耒,耒耨之利,以教天下,盖取诸《益》。日中为市,致天下之民,聚天下之货,交易而退,各得其所,盖取诸《噬嗑》。"据《淮南子》《易经》及《史记》所记,神农氏当是农耕、医药、贸易的先驱。

4. 兴灶作炊的食祖——黄帝

古载,黄帝姓公孙,又姓姬,长于姬水,是少典之子,因生于轩辕之丘,故称"轩辕氏"。黄帝时代,距今大约5000年前。古史相传,我国的蚕桑、医药品、舟车、宫室、文字、布阵等都是黄帝时期所创,因此黄帝被列为中国人的祖先,中国人称自己为"炎黄子孙"。

《淮南子》载"黄帝作灶,死为灶神";《史记·五帝本纪》载"黄帝艺五种,抚万民","艺五种"就是广种黍、稷、菽、麦、稻五种谷物;黄帝躬行的"抚万民",倡导关心民食;"黄帝作釜甑";三国谯周的《古史考》载"黄帝始蒸谷为饭,烹谷为粥"。在黄帝以前,中国人虽有用火,但火是在灶坑里烧的,烹饪用火受到制约。黄帝改灶坑为炉灶,并按蒸汽加热的原理制造出最早的蒸锅——陶甑。黄帝时期有"煮海为盐"的记载,其色有青、红、白、黑、紫五种。

5. 周秦时期

历经两千年的积累和沉淀,在周秦时期,中国饮食文化又发展到了一个新的阶段。炊具、饮食器具由原来的陶器制品发展到青铜器制品,人们以谷物蔬菜为主食,农业的种植和生产技术也得到了一定的提高。春秋战国时期,自产的谷物、菜蔬基本都有了,但结构与现在不同,当时旱田作物主要是稷。稷是小米,又称"谷子",长时期占主导地位,为五谷之长,好的稷叫"粱之精品",又叫"黄粱"。黍,是大黄黏米,仅次于稷,又称"粟",是脱粒的黍。麦,大麦。菽,是豆类,当时主要是黄豆、黑豆。麻,即麻子。菽和麻都是穷人吃的,麻又叫"苴"。南方还有稻,古代稻是糯米,普通稻叫"粳秫",周以后中原才开始引种稻子,属细粮,较珍贵。菰米,是一种水生植物菱白的种子,黑色,又叫"雕胡饭",特别香滑,和碎瓷片一起放在皮袋里揉来脱粒。

6. 汉代

汉代冶金技术的发展,推动了烹饪工具和烹饪技术的飞跃发展,甚至出现了精美的金银镶嵌饮食器具，粮食原料加工工艺也得到了改善和提升。汉代中国饮食文化的丰富归功于汉代中西(西域)饮食文化的交流。这个时期引进了石榴、芝麻、葡萄、胡桃(即核桃)、西瓜、甜瓜、黄瓜、菠菜、胡萝卜、茴香、芹菜、胡豆、扁豆、苜蓿(主要用于马粮)、莴笋、大葱、大蒜，还引进了一些烹调方法，如炸油饼、胡饼(即芝麻烧饼，也叫"炉烤")。淮南王刘安发明了豆腐，使豆类的营养得以消化，物美价廉，可做出许多种菜肴。

7. 唐宋

唐代是封建社会的鼎盛时期，经济繁荣，文化发达，饮食也有了很大发展，十分讲究，"素蒸音声部、辋川图小样"。韦巨源的《烧尾宴食单》中记载了多种烹饪方法制作的数十种名菜(见图2-3)。"食疗"在这一时期也有了很大发展，形成专科，出现了专著，比较著名的有孙思邈的《千金要方》、孟诜的《食疗本草》和昝殷的《食医心鉴》。在宋都汴京有着数以百计的菜肴。

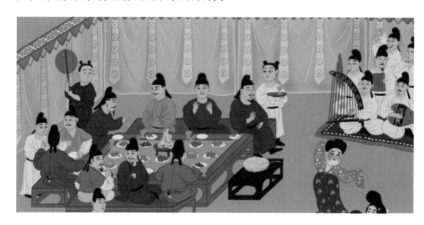

图 2-3　唐烧尾宴

8. 明清

明清时期的饮食文化是又一高峰，是唐宋食俗的继续和发展，同时又增添了满蒙特点，饮食结构也有了很大变化，主食菰米已被彻底淘汰，麻子也退出主食行列改为榨油，豆料亦不再作主食，而成为菜肴。这个时期的名菜有上千种，烹饪方法有30多种。清代食谱《调鼎集》收录了菜肴1600多种。明代的《易牙遗意》《饮馔服食笺》和清代的《食宪鸿秘》《养小录》《醒园录》《随园食单》《素食说略》等分别有上百种菜肴。此时，北方黄河流域小麦的比例大幅度增加，面食成为宋以后北方的主食，明代又一次大规模引进，马铃薯、甘薯、蔬菜的种植达到较高水准，成为主要菜肴，人工蓄养的畜禽成为肉食的主要来源，满汉全席代表了清代饮食文化的最高水平。

四、茶文化

古人就有"开门七件事，柴米油盐酱醋茶"的生活总结，茶在我们生活中扮演着

NOTE

非常重要的角色。茶树原产地在中国,我们的先祖神农氏最早发现了茶叶的药用价值和食用价值,早期茶叶也是我们对外贸易的重要媒介。唐朝陆羽所著《茶经》的出现,标志着中国茶文化在种植、制茶、泡茶等方面均达到了世界最高水准。《茶经》不仅系统地介绍了茶的起源、茶的历史、茶的生产经验、烹饮过程等,还首次把我国人民的饮茶活动当作一种艺术过程来阐述,创造性地总结出烤茶、选水、煮茗、列具、品饮等一套完整的中国饮茶艺术,并将饮茶看成陶冶情操的方法。茶叶所含的化学物质有十余种,其中有两类物质对茶叶的风味具有重要影响:一类是茶多酚,另一类是生物碱,所以现代人也通过饮茶进行健康养护。不同的茶有着不同的加工工艺和品质特征,具体如表2-1所示。

表 2-1　不同茶类的加工工艺和品质特征

茶 类		加工工艺	品质特征
非酶性氧化茶类	绿茶	鲜叶—摊放—杀青—揉捻—干燥	绿叶绿汤
	黄茶	鲜叶—杀青—揉捻—干燥(初干＋闷黄)	黄叶黄汤
	黑茶	杀青—揉捻—晒干—渥堆—紧压	叶黝黑,汤褐色或褐红色
	白茶	鲜叶—萎凋—晾干	干茶茸毛多白色,汤浅淡
酶性氧化茶类	青茶(乌龙茶)	鲜叶—晒青—晾青—做青—炒青—揉捻(包揉)—烘焙	绿叶红镶边,汤金黄
	红茶	鲜叶—萎凋—揉捻(揉切)—发酵—干燥	红叶红汤(或橘黄、橙红)

五、酒文化

中国是世界上最早酿酒的国家之一,但关于酒的起源至今仍是个谜。我国相关文献有很多关于酒起源的故事,《黄帝内经》中记载"五谷汤液及醪醴",又有"上古之人,其知道者,法于阴阳,和于术数……今时之人不然也,以酒为浆,以妄为常,醉以入房……";《周礼》《晋书》《战国策·魏策》《短歌行》等都有关于酒的故事。如图2-4所示为窖酒。

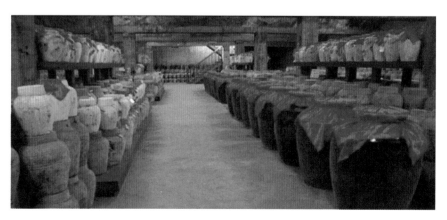

图2-4　窖酒

我国有句谚语"无酒不成席",可见饮酒文化在我国已有丰厚的底蕴,上至帝王将相,下至平民百姓,地无分南北,人无分男女,饮酒之风历经数千年而不衰。饮酒的意义远不止生活消费,更不是为了满足口腹之乐,而是作为中国饮食文化中的一个符号、一种消费、一种习俗、一种礼仪、一种氛围、一种情趣、一种心境,从而形成了酒礼、酒德、酒器、酒品等。

我国酒的品类繁多,对酒的分类方法也各不相同,按照习惯可分为白酒、黄酒、果酒(以葡萄酒为代表)和啤酒四大类。

酒的不同分类方法如表2-2所示。

表2-2 酒的不同分类方法

按酒精含量分类	高度酒	酒精含量在 40% 以上的酒类,即酒度 40°以上
	中度酒	酒精含量为 20% ~ 40% 的酒类,即酒度 20°~ 40°
	低度酒	酒精含量在 20% 以下的酒类,即酒度 20°以下
按酿酒方式分类	酿造酒	又称"发酵酒",用含有淀粉的原料,经发酵、过滤、杀菌后制成的酒,属低度酒,如黄酒、啤酒、果酒
	蒸馏酒	含糖或淀粉的原料,经糖化、发酵、蒸馏制成的酒,一般为中高度酒,如白酒、伏特加、威士忌等
	配制酒	又称"再制酒",就是用蒸馏酒为酒基,加入植物性药材或动物性药材调配而成的低度酒,如药酒、滋补酒
按糖分含量分类	甜型酒	黄酒含糖量在 10g/100mL 以上,葡萄酒含糖量在 5g/mL 以上
	半甜型酒	黄酒含糖 3 ~ 10g/100mL,葡萄酒含糖在 1.2 ~ 5g/mL
	半干型酒	黄酒含糖 0.5 ~ 3g/100mL,葡萄酒含糖在 0.4 ~ 1.2g/mL
	干型酒	黄酒含糖 0.5g/100mL 以下,葡萄酒含糖在 0.4g/mL 以下

六、饮食器具文化

我们的先人从茹毛饮血的时代,到使用锋利的石器切割、撕裂、捶打食物,再到煮、蒸、炖、炒等烹调方式的发展,其实是饮食烹饪器具发明和使用的过程。在陶器出现之前,先人使用树皮、动物胃囊作为炊具使用,陶器的问世是食具诞生的标志,它是继石器之后人们最早生产出来的生活用具。制陶业在造型技术和火候掌握两方面不断总结劳动实践经验,为金属铸造创造了条件。夏商周时期石器、青铜饮食器具盛行,品种繁多,主要可分为酒器、水器、食器三大类,食器又可分为炊器、盛食器和取食器。当时的青铜器主要集中在贵族中使用,也是贵族身份的象征。到了春秋战国时期,饮食器具发展到轻便、耐用、防腐蚀的程度,而且以彩绘装饰的漆器取代了青铜皿(漆器不能作为炊具),并流行于楚、汉、魏、晋时期上层统治阶级的日常生活之中,而以西汉为最。瓷器是中国古代的伟大发明,东汉晚期瓷器技术发展成熟。到了宋代,瓷器发展进入高峰期,除了青瓷、白瓷外,黑瓷、青白釉、彩绘瓷纷纷兴起,定、汝、官、哥、钧五大名窑独具风骚。元代的青花瓷和明代景德镇的青花瓷、彩瓷号称天下无双。清代康熙至乾隆年间,制瓷业臻于鼎盛,达到历史最高水平。饮

NOTE

食器具可分为烹食炊具和进食餐具，如表2-3所示。

表2-3　饮食器具的分类

烹食炊具	炉灶	古代炊具，有陶质、铜质、铁质等
	鼎	古代炊具，也用作食器和礼器，有陶质、青铜质
	鬲	古代炊具，主要用于快速煮熟食物，有陶质、青铜质
	甑	古代炊具，主要用于蒸饭，有陶质、青铜质
	甗	古代炊具，同甑与鬲配套使用，主要用于蒸饭，有陶质、青铜质
	釜	古代炊具，相当于现代的锅，有陶质、青铜质、铁质
	鏊	俗称"鏊子"或"鏊盘"，古代炊具，多用于烙饼，多为铁质
	炒锅	用于煎、炒、蒸、煮、煨、炖等烹饪器具，多为铁质
	火锅	金属或陶瓷制成锅，炉合一的一种食具，铜质、铁质居多
进食餐具	筷子	古称"箸"，是特有的夹食用具，用于进食，有金质、银质、铜质、铁质、象牙质等，而竹木质最为常见
	匙	古称"匕"，用于进食，有骨质、象牙质、竹木质等
	叉	古代餐具，用于进食，大部分为骨质、铜质、铁质，现在还有不锈钢材质

课后思考题

中国饮食文化主要包括哪几个方面？

第二节　中华饮食文化的理论和特点

一、饮食文化理论的原则

(一)饮食养生

饮食养生，形成于先秦时期，是中国传统饮食文化的基础理论之一。饮食养生是通过特定的饮食调理达到健康长寿的目的，它是长期实践的结果。

中国传统饮食文化是中国灿烂的文化遗产，它在中国饮食长期的发展和演变中积累了大量的运用饮食强身健体、延年益寿的经验，是华夏古老文明的重要组成部分。其中，《饮膳正要》一书是饮食养生思想的体现，该书强调了预防为主、食疗保健的主导思想，阐述了养生避忌、各种中草药的配制和部分谷物、水果、蔬菜、家畜、家禽、野兽等性、味、功效等，是我国甚至全世界最早的营养学与饮食卫生专著，对传播和发展我国饮食养生文化具有重要意义。该书作者忽思慧(见图2-5)，是元朝饮膳太医，主要侍奉皇太后和皇后，负责宫廷中的饮食调理、养生防病等事宜，是一位很有成就的营养学家，在我国食疗史以至医药发展史上占有重要地位。他曾说："心为一身之主宰，万事之根本，故身安则心能应万变，主宰万事，非保养何以能安其身。"

"遵时守节""戒厚烈味""口不可满""食医合一"等，先辈们的这些"食之道"至今仍对现代人们的饮食有着重要的指导意义。

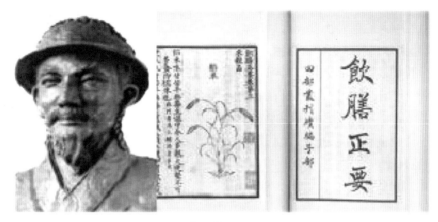

图 2-5 忽思慧和《饮膳正要》

(二)本味主张

味，滋味也，出自《说文》。味是指食物进入口腔咀嚼时或者饮用时给人的一种综合感觉。中国人烹饪的核心就是调味，自周代开始，中国人就形成了五味调和的饮食观念，久而久之就养成了善于调味和追求美味的饮食习惯。

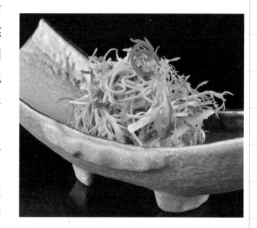

图 2-6 舌头菜

在我国古代，调料最初只有盐和梅，只能调出咸和酸两种味道。随着社会的发展，现在已经能够调出几百种味道，其中还有很多是复合味道。有人说，中国菜被称为"舌头菜"(见图2-6)，因为只有中国人懂得用舌头吃饭。讲求食物本身的味道，注重原料的天然性味，是中国饮食文化的重要组成部分。不同的食物有不同的性味，性味不同，食物功效也不同，所以饮食要讲究食物的性味，进而搭配以达到平衡。这正如古人所云："物无定味，适口者珍。"

中国烹饪讲究一菜一格，百菜百味，既重视主料、配料的本味，体现原汁原味，又重视调味料的使用，塑造新的味道，而且中国调味原料品种繁多，这些调味料经过交叉、复合使用，在加热的情况下又组合成新的味道。尽管说"菜有百味"，但在中国传统饮食生活中，最基础的味道是酸、苦、甘、辛、咸。这五种味道再经过复合、交叉，又因地域的不同而变化出多种各具地方特色的风味，构成中国烹饪的风味体系。

NOTE

(三)孔孟食道

孔孟食道形成于先秦时期，严格来说，是春秋战国时期孔子和孟子两人饮食观点、理论、思想及其饮食生活实践所体现的基本风格的总结。

孔子(见图2-7)一生大部分时间都在为推行自己的观点而周游列国，活到72岁，这在春秋时期，甚至在中国古代都是长寿的人。孔子的健康长寿与科学饮食有着密不可分的关系，他的饮食思想不仅丰富、具体，而且更加贴近现实。

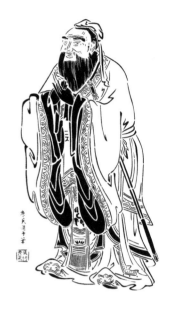

图2-7　孔子

孔子是最早提出饮食卫生、饮食礼仪等观念的人，为中国饮食思想的形成奠定了重要的理论基础，同时他提供的史料也为我们研究春秋战国时期黄河流域的饮食文化提供了素材。孔子的饮食思想丰富，曾提出"二不厌、三适度、十不食"，归纳起来主要是：主张饮食简朴，强调饮食卫生，讲究饮食艺术，注重礼仪礼教。

孟子(见图2-8)是战国时期著名哲学家、教育家、政治家、思想家，也是儒家学派代表人物之一。他继承了孔子的学说，地位仅次于孔子，被尊为"亚圣"。事实上，孟子一生的经历、活动和遭遇都与孔子相似。

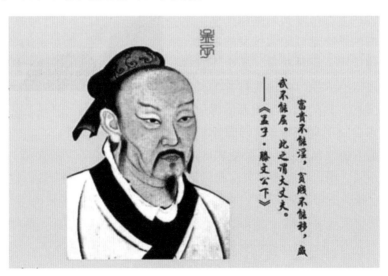

图2-8　孟子

孟子在饮食上也有很多独到的见解，这些见解也被后人视为经典，他从仁爱的角度解释了饮食思想，他倡导的食志、食功、食德对后世产生了深远和重要的影响。

在孟子看来，人们用自己有益于别人的劳动去获取生存必备的食物是理所当然的事情，这就是孟子所倡导的"食志"思想。孟子的"食功"思想，可以理解为人们用等价或等量的体力劳动或脑力劳动换取生存食物的过程。他认为"士无事而食，不可也"，为了生存就必须用劳动去换取食物。而"食德"可以理解为饮食的时候要注意礼仪和礼节。孟子同样认为进食讲求"礼"是关乎食德的重大原则性问题，他沿袭了孔子的饮食思想，视孔子的行为为规范。

(四)食医合一

食医合一是中国传统饮食文化的基础理论之一，其形成标志是《神农本草经》《黄帝内经·素问》。

中国古代医学源于饮食。神话传说中，神农氏不仅是医药的发明者，还教人务农，开创农业，是中华民族的药王。《山海经》《淮南子》等均有关于神农氏的传说，虽带有一定的传奇色彩，却反映了中国传统医学的一个重要思路，说明人们的饮食习惯与治疗某些病症有着密切的关系。

《神农本草经》又称《本草经》，托名"神农"所作，成书非一时，作者非一人，于东汉时期集结整理成书，是中医四大经典著作之一，是秦汉时期众多医学家搜集、整理、总结当时药物学经验成果的专著，也是对中国中医药的第一次系统的总结，是现存最早的中药学著作。《神农本草经》全书分三卷，共计收录了365种药物，其中植物药252种，动物药67种，矿物药46种。根据药物的性能和使用目的，按照三品分类法，将药物分为上、中、下三品。这是我国药物学最早的分类方法，被历代沿用，经过长期临床实践和现代科学研究，证明其所载药物药效绝大部分是正确的。该书首次提出了"君臣佐使"的方剂理论，一直为后世方剂学所沿用。该书的序，相当于全书总论，虽然文字不多，只有十三条，但蕴含着丰富而深刻的药物理论，因此奠定了药物学的理论构架，涵盖了药物学的各个方面。书中很多内容涉及饮食，体现了医食同源的理念。

《黄帝内经》又称《内经》(见图2-9)，是中国最早的医学典籍之一，也是中国传统医学四大经典著作之首。相传为黄帝所作，因此为名，但作者非一人，而是由中国历代黄老医学家整理、总结、传承、发展、创作而来。成书非一时，后世公认此书最终成型于西汉。正如《淮南子·修务训》所指出的那样，冠以"黄帝"之名，意在说明中国传统医学文化发祥之早。

《黄帝内经》分《灵枢》《素问》两部分，是一本综合性医书，在黄老道家理论上建立了中医学的"阴阳五行学说""脉象学说""藏象学说"及"养生学"等，详细地谈论了病因、病机、精气、藏象及全身经络的运行情况，是一部统领中国古代医药学和养生学的集大成之作，被称为"医之始祖"。书中曾有"谷肉果菜，食养尽之，无使过之，伤其正也"和"五谷为养，五果为助，五畜为益，五菜为充，气味合

NOTE

而服之，以补精益气"的记载，并且已经认识到"五味所禁""五味所宜""五味所合""五味所伤"等。中国在几千年前就有"医食同源"和"药膳同功"的说法，即利用食物原料的性能做成各种菜肴，以达到预防疾病的目的。

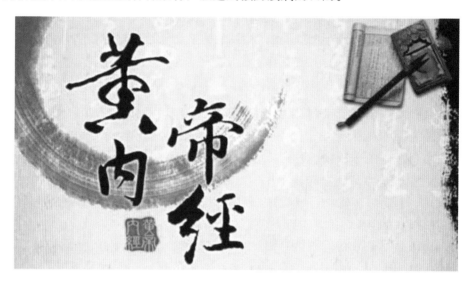

图 2-9 《黄帝内经》

二、饮食文化的特点

(一)生存性

饮食是人类赖以生存的必备物质条件，我国自古就有"民以食为天"的说法。西方观点认为："世界上没有生命就没有一切，而所有的生命都需要食物。"由此可见，饮食文化的生存特性是毋庸置疑的，只是这个特征在我国更加深刻。

(二)民族性

中华文化源远流长，长达五千年的历史文化造就了56个民族。由于不同的民族长期赖以生存的自然环境、气候条件、社会环境不同，语言文字、宗教信仰、生产力水平等也不同，从而形成了不同的饮食文化。饮食文化的民族性主要体现在各民族不同的食物来源、不同的食物烹调方法、不同食品的风味特色以及独特的饮食习惯、饮食礼仪和饮食禁忌等内容。

(三)地域性

中国地大物博，幅员辽阔，物产丰富，国土面积960多万平方千米，仅次于俄罗斯、加拿大，居世界第三位。我国地势西高东低，从西到东呈阶梯状分布，包括山地、高原、平原、盆地、湖泊等，气候复杂多样，季风性气候明显。从某种程度上来说，地理环境是人类赖以生存和发展的基础。人类为了生存和生活下去，改变不了外在的地理特点，不得不努力适应和利用环境，以便获得良好的物质生活条件。不同地域的人们因气候、地理环境不同，获取食物的方式、难易程度也不同，这就积累和形成了不同的饮食风俗，即"一方水土养一方人"，因地域不同形成了千差万别的饮食文化。

(四)审美性

中国的烹饪讲究菜肴的美感，注意食物的色、香、味、形、器、意的协调一致。随着物质生产的发展和社会生活的进步，烹饪越来越具有艺术性和审美性，直至发展成为实用性与审美性并重的各种花样造型以及丰盛华丽的筵席。中国烹饪艺术虽然受到烹饪原料、烹饪技术、食物实用功能等因素的制约，有一定的局限性，但随着调味品的不断被发现、烹饪器具种类的日益丰富、烹饪技术的不断发展和创新，人类对食物的质地、味道、色泽和形态等的审美认识随之不断提高。在这一过程中，烹饪与其他艺术种类相比较，发展出了独特的艺术特点，人们也将自己的审美意识注入饮食中。

(五)传承性

中华饮食文化博大精深、源远流长，在世界上享有很高的声誉，正如孙中山先生在其《建国方略》一书中曾说："我中国近代文明进化，事事皆落人之后，唯饮食一道之进步，至今尚为各国所不及。"不同国家、不同民族，由于地区文化的长久迟滞和代代相传，使得区域内的饮食文化传承牢牢地保持着，例如食物原料品种的生产、种植、加工和烹饪方法、饮食风俗、习惯等，几乎都是这样代代相传的。如今，在中西方饮食文化不断交流和碰撞的过程中，我国饮食文化逐渐出现了新的时代特征和社会意义。为使中华饮食文化能长盛不衰，我们每个人都应该承担起将中华饮食文化发扬光大的责任，增强我们的饮食文化自信。

🍽️ 课后思考题

中国饮食文化的理论和特点分别是什么？

第三节　饮食文化区位

一、饮食文化区位形成的原因

中国地大物博，幅员辽阔，拥有复杂的地势和地貌环境，气候类型复杂多样，这些为中国人民复杂多样的饮食提供了坚实的物质基础。五千年的华夏文明，孕育了优秀的中华文化并传承于中国人民的思想中，为中国人民多样的饮食提供了精神基础。我国56个民族的大家庭，由于各民族之间信仰不同、生活环境不同、风俗习惯不同等，都影响着中国的饮食文化，使它呈现出多元化、多样化的发展趋势。

NOTE

(一)地域差异因素

我国地形多种多样，有雄伟的高原、起伏的山岭、广阔的平原、低缓的丘陵，还有大小盆地。陆地上的5种基本地形类型，中国均有分布，其中山区面积占全国总面积的2/3。这些差异导致不同地区物产不同，饮食习俗也不同。

中国地势西高东低，大致呈阶梯状分布。第一阶梯是青藏高原，平均海拔在4000m以上，被称为"世界屋脊"，由于气压低、沸点低，煮东西熟的程度不及正常气压下熟得透，所以生活在这个地区的藏族等民族多喜欢吃焙烤食物，例如炒青稞、糌粑，这些都是该地区人民的日常饮食习惯。

第二阶梯上分布着大型的盆地和高原，平均海拔在1000~2000m，其东面的大兴安岭、太行山脉、巫山、雪峰山是第二、第三阶梯的分界线，从这条线以西到昆仑山、祁连山、横断山脉之间是第二阶梯。这里地貌多样，以山地、盆地居多。四川盆地就位于其中，四川境内气候温和，雨水丰沛，土地肥沃，物产丰富，故有"天府之国"的美称。但由于四川处于盆地，空气潮湿，夏天湿热，冬天湿冷，身体容易产生湿气，而吃辣椒可以帮助身体排除湿气，所以辣成了川菜的一大特色。

大兴安岭、太行山、巫山、雪峰山以东是第三阶梯，这片地区分布着广阔的平原，还有丘陵和低山，海拔多在500m以下，也是我国先人开发最早、农业最发达的地区，形成了鲁菜、粤菜、苏菜、浙菜、闽菜等众多菜系，我国八大菜系一半以上都形成在第三阶梯。

(二)民族差异因素

中国是一个多民族国家，拥有56个民族，汉族人口最多，占总人口的90%以上，而占总人口不足10%的少数民族分布在我国约3/4的疆土。我国每个民族都有自己对饮食的独特爱好和研究，总体来说是南甜、北咸、东辣、西酸。

维吾尔族饮食很有特色，饮食风俗受到宗教的影响，比如禁食猪肉、驴肉、狗肉、动物血及动物尸体。众所周知，馕是维吾尔族人的家常主食之一(见图2-10)。在维吾尔族村镇上，家家户户都修有馕坑。维吾尔族人吃馕是有讲究的，都是用手掰开后再食用，不允许拿着整个馕咬食。烤羊肉串也是维吾尔族人的传统食品，烤出的肉味鲜、香辣，很有特色。手

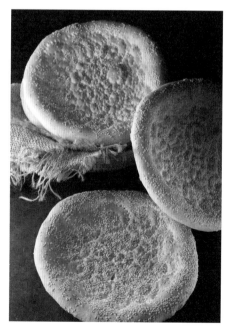

图2-10　馕

抓饭、拉面也是维吾尔族人喜爱的食品。另外，在一些重大节日，如古尔邦节，庆祝活动极其隆重，沐浴礼拜，宰牛杀羊馈赠亲友，接待客人。节日筵席上，主要有手抓饭、馓子、手抓羊肉、各式糕点、瓜果等。维吾尔族人喜欢吃水果，这与新疆盛产葡萄、哈密瓜、杏、苹果等果品有关。

朝鲜族，主要分布在吉林省延边朝鲜族自治州、黑龙江省牡丹江地区、辽宁省丹东地区。朝鲜族人比较讲究卫生、讲究礼貌，特别是敬老美德受到各民族人民的称赞。朝鲜族聚居区盛产大米，主食以米饭为主，其次是冷面(见图2-11)和米糕。米糕的品种多，有发糕、打糕、切糕等。朝鲜族人口味以咸辣为主，咸菜品种丰富，样式美观，可口诱人。辣椒是每个朝鲜族家庭必备的调味品，朝鲜族爱吃辣的程度不逊色于四川人和湖南人。每餐喝汤是朝鲜族饮食的又一大特点，最讲究的是汤浓味重的浓白汤。常用作吊汤的原料有鸡肉、牛肉、狗肉、兔肉等。朝鲜族的烹调方法以炒、烤、煮、煎、氽等为主，菜肴多爽脆、清淡、软烂。朝鲜族喜欢吃狗肉、鸡肉、牛肉、蛋品、大酱和泡菜等，但对猪肉的消费量较少。

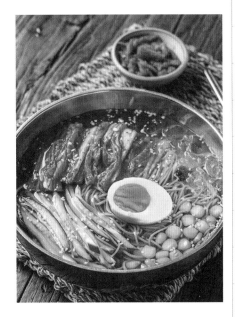

图2-11　冷面

傣族，主要聚居在云南省西双版纳傣族自治州和德宏傣族景颇族自治州。傣族居住地盛产水稻，故以大米为主食，最喜欢吃糯米和糯米加工食品，如把糯米装入香竹中烤制成竹筒饭(见图2-12)，用芦叶把糯米、花生包成粽子，用米浆蒸成卷粉，油炸成糯米油果、糯米卷等。傣族人喜欢酸、辣和香味，常用的烹饪手法有蒸、烤、煮、腌等。其中，烤鱼很有特色，做法是先去除内脏，把姜、蒜、葱、辣

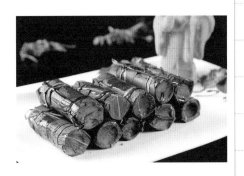

图2-12　竹筒饭

椒剁成泥，放在鱼腹内，然后用香茅草包扎好，放在暗火上慢慢烤至焦黄，烤成后肉嫩、酥香。傣族人把酸笋煮鸡、煮鱼等视为待客的最佳菜肴。

我国地大物博，人口众多，不仅造就了各个民族和地区独特的饮食习俗，而且也正是因为这种民族差异，才形成了丰富的中国饮食文化。

(三)政治、经济与饮食科技因素

政治、经济和饮食科技也是饮食科技文化区形成的重要因素。例如北京，自春秋战国以来一直是我国北方重要的城市，是我国的首都，也是我国政治、经济、文化和外交中心，不仅有大量汉族人民，并是一个拥有多民族居住的城市。不仅有各民族的民俗风情相互影响和融合，而且有世界及全国各地习俗和文化的融合与交流，特别是在饮食方面形成了兼收并蓄、格调高雅、风格独特的局面。其代表是北京菜，北京菜以北方菜为基础，兼收清真菜、宫廷菜、地方菜和寺院菜而形成，这与北京的特殊地位有关。北京以都城的特殊地位，集全国烹饪技术之大成，不断吸收各地的饮食精华，吸收了汉、满等民族的宫廷风味饮食精华，以及在广东菜的基础上兼采各地风味之长形成的谭家菜，也为北京菜增添了光彩。

饮食文化区处于动态变化中，这与政治因素、经济发展、科学技术进步和历史变化有着非常大的关系。

二、饮食文化区位概况

中国饮食文化是中华各族人民在长期的生产和生活实践中，在食物开发、食具研究制作、烹饪技术、营养保健及饮食审美等方面积累和创造出来的独特的物质财富与精神财富。中国饮食文化研究所所长赵荣光认为，经过漫长历史过程的演变、发展和整合，中国境内大致形成了12个饮食文化圈，而且各个饮食文化圈都有重叠，表示彼此既相对独立，又相互渗透影响。从这些饮食文化圈中我们可以看到区域饮食文化的差异。

(一)东北地区饮食文化圈

东北地区包括辽宁、吉林、黑龙江三省。东北是一个多民族杂居的地方，这里物产丰富，人们称它"北有粮仓，南有渔场，西有畜群，东有果园"，一年四季食不愁。沈阳是清朝故都，宫廷菜、王府菜众多。东北菜受其影响，制作方法和用料更加考究，在满族菜肴的基础上吸收各地菜系的长处，特别是鲁菜、京菜，从而不断形成和发展而来。由于东北菜给人一种粗犷有余、精致不足的印象，反而成全了其"市民菜""百姓菜"的形象。

东北菜以炖、酱、烤为主要特点，造型粗糙，颜色重，味道浓，例如酱猪蹄，酱鸡爪、鸡脖、鸡肝等。图2-13所示为小鸡炖蘑菇。

东北菜肴一菜多味，咸甜分明，酥烂香脆，色鲜味浓，明油亮芡。烹调技法主要有

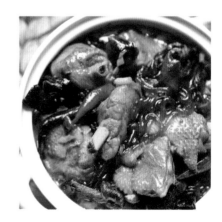

图 2-13　小鸡炖蘑菇

扒、炸、烧、蒸、炖等。人们好食炖菜，以摄取高热量的动物脂肪而抵御寒冬。由于缺少新鲜蔬菜，当地人有吃冻食和腌菜的习惯，如吃冻蔬菜、冻水果来补充维生素。

口味特点：咸重、(葱蒜的)辛辣、生食。

(二)京津地区饮食文化圈

从辽金时期开始至今，北京一直是中国的政治、经济和文化中心。天津是漕运、盐务和商业发达的大都会，与北京共同构成经济一体的京畿文化。该地区不仅有全国各地区、各民族在此交汇，而且也融合了世界各国的优秀文化。京津地区人口众多，饮食的层次性和变化性也特别明显，上至宫廷御膳、贵族府宴，下至市井小吃，形成了全国特有的层次性饮食文化。该地区以北京菜为代表，具有选料讲究、刀工精湛、调味多变、注重佐膳、讲究时令的特点。烹调技法以爆、烤、涮、炝、熘、炸、炒、酱等见长。如图2-14所示为烤鸭。

口味特点：以咸香为主，兼容并蓄八方风味。

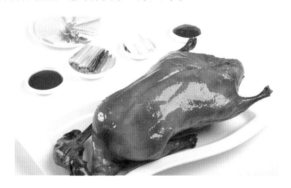

图 2-14　烤鸭

(三)中北地区饮食文化圈

中北地区主要集中在内蒙古自治区，是典型的草原文化类型，以游牧和畜牧为主要生产方式，自汉代就有"游牧民族四季出行，唯逐水草，所食唯肉酪"的记载，体现了游牧生活而形成的饮食习惯。历史上人们逐水草而居，擅长射猎，君王、百姓都爱咸食畜肉，热喝奶茶，畅饮烈酒。在每日三餐中，由于物产单一，粮食结构不合理，人们普遍以各种肉食和奶制品为主，很少食用蔬菜。其中奶茶(见图2-15)、奶酒是蒙

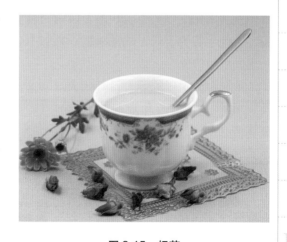

图 2-15　奶茶

NOTE

古族一日三餐不可或缺的主要饮料。

口味特点：以咸重为主。

(四)西北地区饮食文化圈

西北地区经济结构以资源型产业和传统农业为主，其中农业结构以灌溉农业、绿洲农业和畜牧业为主，农业种植香辛料较多。西北地区有优良的天然草场，从西汉至清朝中叶，这里基本上以畜牧业为主。与其他地区相比，西北一带的食风显得古朴、粗犷、自然、厚实。

其主食以玉米和小麦并重，也吃其他杂粮，例如小米饭香甜、油茶脍炙人口等。这里的槐花蒸面与黄桂柿子饼更是独具风味，牛羊肉泡馍闻名全国。家常饮食多以汤面辅以蒸馍、烙饼或者豆类小吃，粗料精作，花样繁多。由于气候和土地等自然环境限制，食用青菜较少。该地区少数民族居多，给当地的饮食文化增添了许多民族风情，宗教信仰也对当地人的饮食禁忌、进食礼仪等产生了深刻影响，故而清真风味的菜肴占据主导地位。如图2-16所示为兰州拉面。

口味特点：以咸为主，辅以适当的干辣椒和香辛料。

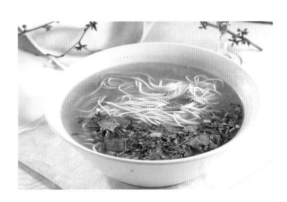

图 2-16　兰州拉面

(五)黄河中游地区饮食文化圈

这一地区历史文化非常灿烂，秦汉至北宋是黄河中游地区饮食文化的繁荣期，这个时候北方的政治、文化中心都在黄河中游地区，这里农业开发最早，也最完善，各种牲畜和谷物都有，瓜果蔬菜等植物性食物也十分丰富，因此该地区的饮食文化是中国饮食文化的领头羊，代表着中国饮食文化的最高峰。但由于这一地区土地过度开发，土地承载力下降，战乱频繁，再加上各种灾害，使得大部分平民百姓保持着节俭朴素的生活传统。

黄河中游地区的面食最具代表性，其中又以山西和陕西的面食最具特色(见图2-17)。陕西盛产小麦，各种面食和小吃都反映了关中人的厚道和豪放，比如面条像裤带、锅盔像锅盖、辣子是道菜、大碗喝酒不要赖等。山西面食品种繁多，山西人嗜好面食，同时也喜欢

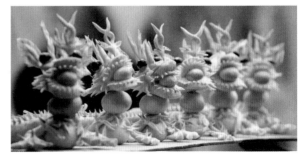

图 2-17　特色面食

汤饭，毫不夸张地说，每顿饭几乎无面不足、无馍不饱，素有"一面百样吃"之誉。如图2-18所示为油泼面。

口味特点：酸辣，味稍重。

(六)黄河下游地区饮食文化圈

黄河下游地区大致包括鲁、晋、豫、冀、皖、苏的部分地区，主要依托现在的山东省。在历史上这里属于齐鲁文化圈，有着丰富的历史文化积淀，尤其以孔孟为代表的儒家思想对

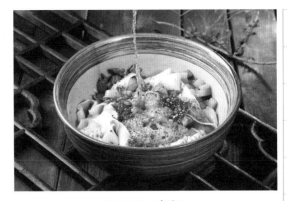

图2-18　油泼面

中国的传统文化影响至深。山东是我国古文化发祥地之一，气候温和，粮食产量居全国第三位，蔬菜种类繁多，品质优良，号称"世界三大菜园"之一，尤其是胶州的大白菜、章丘的大葱、苍山的大蒜、莱芜的生姜等更是声名远扬。

黄河下游地区的饮食代表是山东菜，山东菜正是集山东各地烹调技艺之长，兼收各地风味特点而又加以发展升华，经过长期的历史演化而形成的。山东菜常用的烹调技法有30种以上，尤以爆炒、扒技法独特而专长。爆炒讲究急火快炒，扒技法为鲁菜独创，扒技法成品整齐成型，味浓质烂，汁紧稠浓。如图2-19所示为葱烧海参。

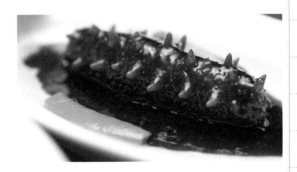

图2-19　葱烧海参

口味特点：咸鲜，味正，葱蒜的辛辣。

(七)长江中游地区饮食文化圈

长江中游是古代楚文化的发祥地。长江穿越雄伟壮丽的三峡后，由东急折向南，到了湖北宜昌，然后进入长江中游的两湖平原，即洞庭湖平原和江汉平原，一直到江西鄱阳湖口，这里便是长江中游区域。该地区以平原和丘陵为主，区域内河网交织，湖泊密布，四季分明，雨水充沛，盛产稻米，除此之外，水产品、禽畜肉、瓜果蔬菜也很丰富。这里深受楚文化的影响，但经过两千多年的发展，其内部又形成了江汉文化和湖湘文化，表现在饮食方面也略有侧重。湖南菜口味重酸辣，菜肴制作精细，用料广泛，口味多变，品种繁多，烹饪技法以煨、炖、炒、蒸、腊等方法多见。江西与湖南口味较为接近。而湖北素来就有"鱼米之乡"的美称，境内的江汉平原素称"云梦古泽"，是全国闻名的粮、棉、油、禽蛋以及水产品的生产

基地。

湖北饮食的习俗特点是以稻米和
鱼为主，喜食杂食，口味以酸、甜、
苦、辣为主，好酒多茶，汤品繁多。如
图2-20所示为剁椒鱼头。

口味特点：酸辣和微辣，但辣的程
度不如西南地区。

(八)长江下游地区饮食文化圈

从江西鄱阳湖口开始，长江便进入
了下游河段。长江下游地势平坦开阔，

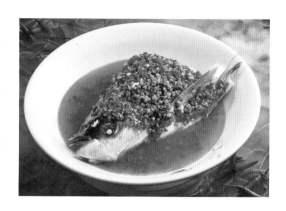

图 2-20　剁椒鱼头

包括苏皖平原和长江三角洲平原，是中国河网密度最高的地区，平均每平方千米河网
长度为4.8～6.7km，平原上有200多个湖泊。该地区河川纵横，湖荡棋布，农业发达，
人口稠密，城市众多，主要包括上海市、江苏省、浙江省、安徽省，是中国很富庶的
地区。

长江下游地区的饮食文化圈主要由苏菜、浙菜、徽菜组成。其中，苏菜起始于南
北朝时期，唐宋以后，与浙菜一起成为"南食"的两大台柱，和浙菜统称为"江浙菜
系"。其特点是选料严谨，制作精细，因材施艺，四季有别。苏菜擅长炖、焖、蒸、
炒，重视调汤，保持了菜的原汁原味，
风味清鲜，浓而不腻，淡而不薄，酥
松脱骨而不失其形，滑嫩爽脆而不失
其味。

浙江省位于我国东海之滨，此地山
清水秀，物产丰富，盛产山珍野味，水
产资源丰富，故谚语说："上有天堂，
下有苏杭。"浙菜有比较明显的特色风
格，具有选料讲究、烹饪独到、注重本
味、制作精细的特点。如图2-21所示为
煮干丝。

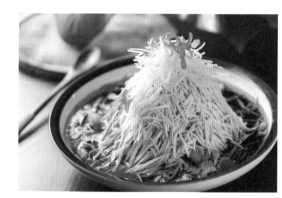

图 2-21　煮干丝

苏浙菜系口味特点：精细，食甜。

长江下游地区的著名风味菜还有徽菜。徽菜起源于秦汉，兴于唐宋，盛于明清，
在清朝中末期达到了鼎盛，一度居于八大菜系之首。徽菜在烹调方法上擅长烧、炖、
蒸，而爆、炒较少，重油，重色，重火功等。其特点是就地取材，以鲜制胜；善用火
候，火功独到；娴于烧炖，浓淡相宜；注重天然，以食养身。徽菜继承了祖先医食同
源的传统，讲究食补，这是徽菜的一大特色。

徽菜口味特点：咸甜适中、清淡。

(九)东南地区饮食文化圈

东南地区是指位于中国东南部的
区域。此地多丘陵，临海，气候温
和，多数地区为长夏无冬，雨水丰
沛。该地区以稻米为主食，盛产蔬
菜、水果，水产品和禽畜类也很丰
富。由于该地区天气炎热，流汗多，
人们爱喝茶，也爱喝汤滋身，口味强
调清淡鲜美。粤菜是该地区的风味小
吃(见图2-22)。

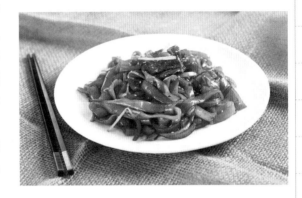

图 2-22　炒牛河

粤菜具有食材讲究、选料广博、
做工精细、中西结合、质鲜味美的特
点。擅长小炒，尤以蒸、炒、煎、焖、炸、煲、炖等见长，还兼容许多西菜的做法，
讲究菜的气势、档次。

粤菜口味特点：清淡、咸鲜。

(十)西南地区饮食文化圈

西南地区主要是指四川盆地、云贵高原、青藏高原南部、两广丘陵西部等，大致
包括重庆市、四川省、贵州省、云南省、西藏自治区。其中，四川盆地是该地区人口
最稠密、交通最便捷、经济最发达的区域。除此之外，大部分地区是高山峡谷，地域
封闭，交通不便，不同地区的文化联系
也很薄弱。

该地区是中国少数民族最多的地
区。这里气候潮湿，人们为了散寒避
湿，调味通阳，自古以来就有饮酒和吃
辛辣食物的饮食习惯，尤其是辣椒传入
该地区后，当地人民嗜辣程度迅速普
及，其中以川菜为代表，如麻婆豆腐(见
图2-23)。川菜取材广泛，调味多变，
菜式多样，口味清鲜醇浓并重，以善用
麻辣调味著称，并以独具特色的烹调方

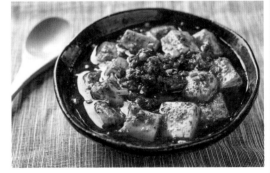

图 2-23　麻婆豆腐

法，融会了多种地区和民族的特点，博采众家之长，善于吸收和创新，享誉中外。

川菜口味特点：麻辣、酸辣。

NOTE

(十一)青藏高原地区饮食文化圈

青藏高原处于亚洲大陆的最高处,地域辽阔,山脉纵横,为高寒地区。这里虽为三江源头,但整体上缺水,年均和日均降水稀少。

与此相对应的自然资源主要是草地资源,十分适合游牧业生产,农区的面积较小,适合农作物栽培的区域分布狭窄,多集中在河水冲刷的淤积地带和三角地带,但适于人类生活种植的蔬菜、果菜、香料植物较少,因此青藏地区各民族的食物结构总体较为单一,粮食作物主要是青稞、大麦等,蔬菜与水果的比重不大。肉食产品主要是牛羊肉和乳汁以及这些农畜产品的附属品。其中酥油糌粑是该地区藏族人民的传统主食之一,一日三餐都有它。糌粑具有酥油的芬芳、糖的甜润,它发热量大,能充饥御寒,因而受到西藏地区人民的喜爱。另外,酥油也是藏族人民生活中必不可少的食品。酥油的主要食用方法是打酥油茶喝(见图2-24),也可以和糌粑调和着吃,逢年过节、炸果子、做点心、拌饭都要用到酥油。

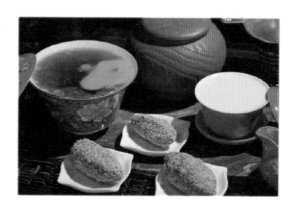

图 2-24　酥油茶

口味特点:咸重,微辣,辛香。

(十二)素食文化圈

素食是一种不食肉、家禽、海鲜等动物产品的饮食方式,有时也戒食奶制品和蜂蜜。素菜在中国已经发展成为一个菜系。一些严格素食者极端排斥动物产品,甚至不从事与杀生有关的职业。素食作为一种健康时尚,已经被不少人赏识和接受,而且素食人群也趋于年轻化。素食主义不再是一种宗教和教条,素食者认为,选择素食只是选择了一种有益于健康、尊重其他生命、爱护环境、合乎自然规律的饮食习惯。从严格意义上讲,素食指的是禁用动物性原料以及禁用"五辛"和"五荤"的寺院菜、道观菜。健康美味素菜如山药炒金耳(见图2-25)。

关于素食和素菜的起源,学术界意见不

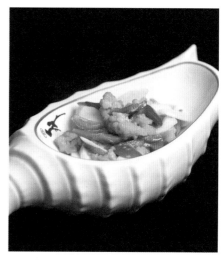

图 2-25　山药炒金耳

一。在我国古代，人们迷信地认为素食可以表达对神的尊敬，并不是为了保护动物，而且素食之后的祭祀还要拿牲畜开刀。《孟子·离娄下》曰："虽有恶人，齐戒沐浴，则可以祀上帝。"或以为与佛教传入有关，或又笼统地认为起源于史前社会。在现代生活中，吃素的人越来越多，究其原因，主要有三点：为了信仰、为了健康、为了保护环境。

素食在我国的发展与宗教的传入和发展有着密切关系，尤其是与佛教和道教关系密切。佛教主张不杀生，佛陀容许三净肉，即食者不听杀、不言杀、不看杀。在大乘佛教的《楞严经》中还有"永断五辛"的说法，五辛即葱、蒜、薤、韭菜及兴渠，在大乘佛教中认为断五辛后才是真正的素食。中国佛教徒吃斋，而吃斋源于吃素，佛教传入中国后，对素食的发展起到了积极推动作用，但最早的素食却不是源于佛教。一般认为，中国素食有三大流派、两大方向。三大流派指寺院素食、宫廷素食、民间素食；两大方向是"全素派"和"以荤拖素派"，其中"全素派"主要以寺院菜为代表，不食鸡蛋和五辛；"以荤拖素派"主要以民间素菜为代表，不忌"五荤"和蛋类，甚至使用海产品及动物油脂、肉汤等。

素菜以当季、当令、新鲜蔬菜为主，清雅素净，花样品种很多，烹饪工艺不亚于荤菜。素菜品类包括卷货、卤货和炸货，如素肘子、素鸡、素虾等。现代中国素菜已经发展到数千种，烹调技巧极为高超。

课后思考题

1. 中国饮食文化区位形成的原因有哪些？
2. 中国饮食文化圈主要有哪几个？

第四节 饮食习俗与礼仪

一、中国食礼概述

中国是闻名世界的四大文明古国之一，中华文化至今传承不息，素有"礼仪之邦"的美誉。中国饮食礼仪的组成和发展是比较完备的，正如《礼记·礼运》中记载："夫礼之初，始诸饮食。"也就是说，最初礼仪的形成是从人们的吃饭、喝水开始的。

根据历史文献记载，周朝时期，我国就已经形成了非常完整的饮食制度。随着生产力水平的提高，尤其是在种植品种繁多、食物储备丰富之后，就渐渐地以饮食为中心形成了一套完整的礼仪制度。

作为"礼"的重要组成部分，食礼就是餐饮活动中文明教养的集中体现，是饮食活动中人际交往的准则，也是聚餐筵席领域的行为规范和典章制度。

NOTE

二、古代食礼

食礼诞生后，为使它更好地发扬下去，周公首先对其精神层面加以修正，提出"明德""敬德"的主张，并对皇室和诸侯的礼宴进行了具体规范。随后，儒家学派三大宗师——孔子、孟子、荀子又对食礼的内容加以规范，补充了仁、义、礼、法等内容，将其拓展成人与人的伦理关系。另外，他们的学生还对先师的理论加以补充、解释说明，最后形成了《周礼》《礼记》《礼仪》三部经典著作，使之成为封建社会礼仪制度的核心思想。如图2-26所示为《大戴礼记》。

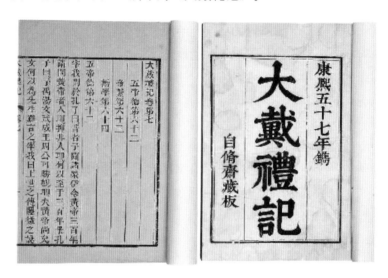

图 2-26 《大戴礼记》

礼产生于饮食，同时又约束着饮食活动，不仅讲求饮食规格，而且对菜肴的摆放、进食的顺序、食具的使用、饮食的坐姿等都有规范。其中，据《礼记·曲礼》记载："凡进食之礼，左肴右胾。食居人之左，羹居人之右。"就是说，凡是陈列摆放食物，带骨头的菜肴放左边，去骨头的切成大块的纯肉放右边，加热的食品、菜肴放在人的左手边，汤羹类菜肴放在人的右手边。中国古代在饭菜的食用上都有严格要求，这在《礼记》中就详细谈到过，比如，在公用的饭器中取食，手一定要清洁卫生，不要用手搓饭团；不要一次抓取太多食物；不要啃骨头，不要大口喝汤，更不要掉落得满桌都是饭，流得满桌都是汤；吃饭不要发出声响等。不难看出，这些饮食礼仪与现在社会的礼仪规范基本相同。

值得一提的是，古代饮食礼仪要求不要当众剔牙，古人认为当众剔牙是非常失礼的行为。另外，如果客人的身份低于主人，在进食之前要起身向主人表达谢意，主人要起身谦辞，然后主客两方双双坐下，并且在正式进餐前要进行象征性的祭祀活动，然后再按照一定的进食顺序进餐。

三、人生礼仪食俗

(一)诞生礼仪食俗

诞生礼仪是人的一生的开端礼仪，在我国传统的家族观念中，婴儿的诞生意味着家族血脉的传承，因此中国人对新生命的到来非常重视，也形成了一些相关食俗。

1. 报喜

孩子出生后，女婿要到岳父母家报喜，因地域不同，具体做法也各不相同。江浙地区报喜时，生男孩就用红纸包一支毛笔，生女孩则另加一条手帕。有的地区会带一只大公鸡、一壶酒和一篮鸡蛋去岳父母家报喜，生男孩就在壶嘴插一朵红花，生女孩就在壶身上贴一张"喜"字。在广大中原地区，女婿去岳父母家报喜时，会带煮熟的红鸡蛋，生男孩所带的鸡蛋为单数，生女孩所带的鸡蛋为双数。

2. 三朝

女婿报喜之后，岳父母家要送十全果、红鸡蛋、香饼、粥米等。有的也送红糖、挂面、母鸡、婴儿衣物等。婴儿出生三天，要给孩子洗"三朝"，也称"洗三"，并念诵"长流水，水流长，聪明伶俐好儿郎""先洗头，做王侯，后洗沟，做知州"的喜歌。

3. 满月

婴儿出生一个月称为"满月"，一般要置办"满月酒"或"做满月"。主家会宴请宾客，亲朋好友要送贺礼。生父携糖饼请长者为孩子取名，这叫"命名礼"，并给婴儿理发，用贡品答谢理发匠，这叫"剃头礼"，亲朋好友须赠送"长命锁"(见图2-27)，婴儿要例行"认舅礼"。在许多地方，给孩子做"满月酒"也称吃"满月蛋"，这种喜酒与其他宴席不同的是，凡坐席吃宴的宾客，主家会给每人四个煮熟的红鸡蛋，人们带回去做礼品。后来，也有的人把不煮熟的鸡蛋染成红色送给宾客。

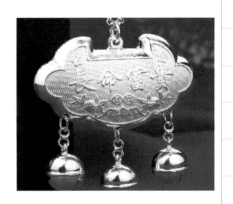

图 2-27 长命锁

4. 抓周

婴儿出生一年后，俗称"周岁"，大部分地方的民间要举行"抓周"仪式，又称"试儿""周晬"，就是在周岁时预测孩子的性情、职业、兴趣和前途的民间庆生仪式。一般会在桌子上放些纸、算盘、食物、笔、书、钗环和一些生产工具等，让孩子挑选，以此来预测孩子的未来。这时，亲朋好友会带着贺礼前来观看和祝福，主家要设宴招待。这种宴席上菜品注重数字"十"，还要配以长寿面，菜名多以"长命百岁""富贵""健康"等命名讨个好彩头。周岁宴后，诞生礼结束。

(二)婚礼食俗

俗话说："男大当婚，女大当嫁。"婚礼自古以来都是人生礼俗中的大事，都会受到个人、家庭和社会的高度重视。《礼记·昏义》记载了婚礼的六道程序：纳采，就是说媒提亲；问名，询问生辰八字，请先生推算男女八字是否相合；纳吉，就是正式提亲；纳征，就是下聘礼，男方送彩礼，正式订婚；请期，就是男方请先生推算好日子并确定迎娶之日，以口头或书面的方式征得女方家里同意；迎亲，就是男方亲自迎娶女方进门，是婚礼中最隆重的环节，有鼓乐仪仗。

近代以来，比较传统的婚礼一般是从下聘礼开始的，到新娘三天回门结束。而在整个婚礼过程中，饮食始终占据着非常重要的地位。自古以来，男方向女方下聘礼的种类就不胜枚举，而且还有着明显的区域特点，不同地区下的聘礼也各不相同，但不论多少，都取吉祥的寓意，有的地区是胶、漆、合欢铃、鸳鸯等；有的地区取各物的优点、美德以表达勉励之意，如蒲、苇、卷柏、舍利兽、受福兽等；有些地区在整个婚礼过程中用大雁作为聘礼之一，大雁是随时令而迁徙的候鸟，顺乎阴阳往来并遵时守信，这正符合丈夫对妻子的要求，同时大雁总是成双成对地在一起，一生只有一个配偶，双方不离不弃，用来表达白头偕老、忠贞不渝的寓意。

在我国的传统婚礼习俗中，重点是结婚三日内。这几天结婚男女双方的家庭宴席活动频繁，与饮食相关的有：女方的"送"筵席，男方的婚宴、交杯酒、撒帐、闹洞房、吃长寿面、拜水茶及新娘下厨房、回门等。结婚当天，新郎在亲友的陪同下到新娘家"娶亲"，女方设宴款待女婿、媒人及来宾，此时女方亲友及邻里也参加宴席，然后择时"发亲"。到男方家后，新郎新娘并立，合拜天地、父母，夫妻对拜，然后入洞房喝交杯酒。结婚当晚闹洞房，又称"吵房"，是表达对新郎、新娘的祝贺，有"闹喜事喜，越闹越喜"之说。在闹洞房环节，屋里摆放的有糖果、干果等招待亲朋好友，以供吵闹之需。民间各地新人入洞房后，都有"撒帐"的习俗，但不同地区、不同民族的做法不同，目的也不同。后来，民间把栗子、枣子、桃子、李子、橘子等与孩子、儿子、孙子的"子"联系起来，于是形成了以枣栗"撒帐"预祝新人早生贵子的习俗。

(三)寿宴食俗

自古以来，孝亲养老是中华民族的传统美德。在日常生活中，除了孝顺父母外，还有通过给老人做寿来表达晚辈的孝亲敬老之情。我国民间传统意义上的做寿一般从50岁开始，也有从60岁开始的。逢十的"整寿"如60、70、80等都是大寿，一般情况下，主人家邀请亲朋好友前来庆祝，寿星的晚辈和亲友要给老人赠送寿礼，礼品有寿桃、寿联、寿饼、寿糕、寿面等，并要设宴进行庆贺。这时，亲朋好友共饮寿酒，尽欢而散。

其中，长寿面的吃法比较讲究，必须一口气吸食一箸，中途不能咬断，否则被认为不吉利。为老人举办寿宴也很有讲究，菜品多与"八""九"有关，如宴席名为"九九寿席""八仙席"等。菜名多寓意长寿、吉祥、美好，如"八仙过海""福如东海""寿比南山""三星聚会"等。如图2-28所示为寿桃。

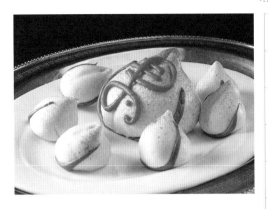

图 2-28　寿桃

(四)丧葬食俗

丧葬文化也是中华民族几千年文明史的一部分，它涵盖了道家、儒家、佛家三大教派的思想理念。丧葬礼仪是人生最后一项"礼仪"活动，是人生过程中的一项"脱离仪式"，自古以来就备受中国人的重视。丧礼，民间俗称"送终""办丧事"，古代视其为"凶礼"之一。对于享尽天年、寿终正寝的人，民间称为"喜丧""白喜事"。在丧葬礼仪中，饮食内容非常重要，必不可少。

一般来说，主家办丧事时，对家人的饮食多有一些礼制加以约束，有的地区还有一些斋戒要求。在民间，遇丧后要告知亲友，而亲友需要携带香楮、联幛、酒肉前往丧家进行"吊丧"仪式。前来吊孝的宾客饮食上往往受限制较少，丧席中不仅有肉，有的还有酒。如扬州丧席通常都是红烧肉、红烧鱼、红烧鸡块、炒豌豆苗、炒鸡蛋、炒大粉，称为"六大碗"。其中，猪肉、鸡、鱼代表三牲，表示对死者的孝敬，豌豆苗、大粉、鸡蛋表达大家平平稳稳的意思。山西的丧葬礼仪比较特别，丧葬习俗是吃斋、吃素，山西各地的葬礼程序大致相同，分为停尸、报丧、入殓、奠灵、出殡、复三等。在山西一些地区，讲究的人家从逝者停尸起开始禁荤，谓之"尽孝把斋"。在古代，根据与死者关系的远近不同，中国人分为五服，饮食也各不相同。丧服最重的三年祭，前三天不能吃任何东西，在死者下葬后才可以吃粗米饭、喝白水，但不能吃蔬菜、水果，两周年祥祭之后才开始喝酒、吃肉。在丧葬食俗文化中，生者在悼念死者的同时，有一种为下一代特殊的祈福方式，例如"端百岁饭"，这是江西省南昌市南昌县幽兰镇杨树村一带的习俗。人们在吃"送葬饭"时，端一碗饭，夹几块肉，带回去给孩子吃，以此来为孩子讨个"长命百岁"的吉利。与这种习俗类似的还有苏北地区的"偷碗计寿"，就是用从喜丧人家偷来的碗筷喂孩子吃饭，也能讨来长寿，因此喜丧的人家经常多买些碗筷供人偷。

现如今的丧葬礼仪不像古时候那么复杂，尤其是现在城镇举行的丧葬礼仪，亲朋好友大多以送钱币和花圈作为对丧家的慰问，在火葬的专用场所为死者召开追悼会和举行送别仪式。丧家一般在酒店举办宴会招待亲朋好友。

NOTE

四、宴席礼仪文化

中国是一个有着5000年历史的文明古国，自古以来就是礼仪之邦。在中国的历史文化中，饮食礼仪文化是不可或缺的部分，而且饮食礼仪文化随着时代的发展而不断地演进，逐渐形成了如今人们普遍所认知、接受的饮食礼仪文化。

宴席礼仪则是中国饮食文化非常重要的组成部分。了解宴席的礼仪文化，对认识中国的饮食文化至关重要。那么，要了解宴席礼仪就需要掌握宴席迎宾礼仪、座位礼仪、待客礼仪和用餐礼仪等。

1. 迎宾礼仪

作为主人，一般需以请柬邀请或其他方式提前告知客人宴请的时间、地点等，对于某些重要的宴请场合，主人还需在门外迎客，以示对客人的重视。在迎宾时，如果看到辈分、地位高的客人，就要快步向前迎接，以表示热情、亲近和尊敬，然后引领客人入座。

2. 座位礼仪

"排座位"是整个饮食礼仪文化中非常重要的一部分，通常有以下几个方面内容。

1) 桌次的顺序

第一，当有两桌或两桌以上时，以背对餐厅的为正位，右为大，左为小，三桌时以中间为正位，右侧次之，左侧为小。

第二，通常以距离主桌位置近的桌次地位略高。基本原则是：右高、左低、近高、远低。餐桌礼仪座次如图2-29所示。

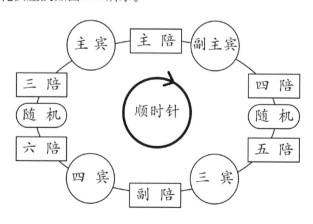

图 2-29　餐桌礼仪座次

2) 座位的顺序

以右为尊：中餐的上菜顺序通常是沿顺时针方向上菜，往往居于右侧者比居于左侧者更优先受到照顾，通常以右座为上座。

以中为尊：三人或以上者，居中的座次要高于两侧的座次。

临墙为好：用餐时，通常以靠墙位置为上座，靠过道位置为下座。

以远为上：以距离门的远近为准，距离宴席门越远，位次越高。

在宴席中安排座位一定要谨记按照礼仪的尊卑次序，不能草率或疏忽。

3. 待客礼仪

作为主人，待客宴饮有一件很重要的事情，就是要作引导、作陪伴，陪同客人共同进餐。陪客时，若是陪伴长者饮酒，斟酒时必须起身，离开座位为长者斟酒。如果长者举杯一饮未尽，少者不得先干。

4. 用餐礼仪

用餐礼仪，自古就有非常严格的要求，具体来说有以下几方面。

入席时，客人需听从主人的安排入座，如有身份高者、年长者或女士时应优先入座，自己则应找到相应的座位入座。

入座后，可以和同席的客人进行简单交谈，不可旁若无人；入座后坐姿宜端正，不要随意将腿伸到其他的座位下边，或将手臂放在邻座的椅子上，这些都是宴席礼仪中的不雅行为。

用餐时，要等主人示意时才可进食，进食动作要文雅，先把菜放到自己面前的小盘子里，再小口进食，不要在吃饭、喝汤时发出声响。进餐时也不要发出其他声音，如打嗝儿、打喷嚏等。如有此类情况，应及时回避，或说一声"不好意思""对不起"之类的话表示歉意。

中国人用餐时有一些习惯，喜欢给旁边的人夹菜，也叫"布菜"。这时一定要记住：如果要给他人布菜，一定要用公筷。除此之外，如有老人或领导同桌，每当上一个新菜时，应请他们先动筷子，以表示尊敬和重视。

中国有句古话叫"无酒不成席"，所以"宴席"有时候也称为"酒席"。酒在整个宴席中起着非常关键的作用，所以在宴席中一定要做到饮酒依礼、敬酒有序。宴席中斟酒时，酒斟八分，不得过满。给长辈斟酒时，一定要站起来倒酒，在给长辈敬酒时，如果长辈不喝，在返回席位时一定要将自己的那杯喝掉。如果长辈没有喝完，你就不能喝完。

如果宴会还没有结束，但已用好餐，不要随意离席，要等主人或主宾餐毕先起身离席，客人才可依次离席。

课后思考题

1. 我国的诞生礼仪主要有哪些？
2. 我国的婚礼食俗主要有哪些？
3. 我国的宴席礼仪主要有哪些？

NOTE

第五节　岁时节日食俗

传统节日是中华民族悠久历史文化的重要组成部分，形式多样，内容丰富。从古至今，我国各个民族传承下来的节日食俗形成了我国丰富多彩的饮食文化。

中国的传统节日主要有春节(农历正月初一)、元宵节(农历正月十五)、端午节(农历五月初五)、中秋节(农历八月十五)、重阳节(农历九月初九)、腊八节(农历十二月初八)、除夕(年尾最后一天)等。

另外，在二十四节气当中，也有个别既是自然节气也是传统节日，如立春(公历2月3—5日)、清明节(公历4月5日前后)、冬至(公历12月21—23日)等，这些节日兼具自然与人文两大内涵，它们既是自然节气，又是传统节日。

一、立春食俗

立春时间：公历2月3—5日。

立春为二十四节气之首，又名"立春节""正月节""岁节""岁旦"等。立，是"开始"之意；春，代表着温暖、生长，意思是从立春这天起，时序就进入春季了。立春之后，气温逐渐升高，人之阳气步步升发，讲究食补的中国人，此时选择了具有辛甘发散特质的食物，让身体顺应天时。古时，人们在立春时要摆咬春宴，咬春宴上除了萝卜生菜外，还有春饼春卷，凡可咬可食可补之物，皆可入席。

立春日吃春饼(见图2-30)称为"咬春"。中国民间在立春这一天要吃一些春天的新鲜蔬菜，既为防病，又有迎接新春的意味。唐《四时宝镜》记载："立春，食芦、春饼、生菜，号'菜盘'。"清代《天津卫志》载："立春食萝卜，谓之咬春。"民国《天津志略》载："是月如过立春，多食春饼，备酱、熏及炉、烧、腌、鲜各肉、并各色炒菜：如菠菜、韭菜、白菜、粉干、鸡蛋等，而以面粉烙薄饼，卷而食之。妇女多食紫水萝卜，谓之子孙萝卜，曰咬春。"

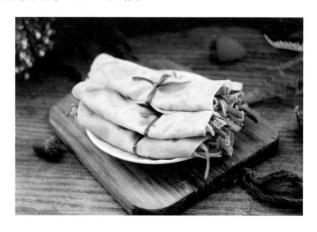

图 2-30　春饼

春饼是一种烫面薄饼，用两小块水面，在中间抹上食用油，擀成薄饼，烙熟后可揭为两张。烙熟的春饼可以用来卷菜吃。咬春的食物，以白萝卜为主，关于吃萝卜比较普遍的说法是可以缓解春困。萝卜又名"菜菔""芦菔"，味辛、甘，有生发阳气的作用，立春食之以顺应春天的生发之气。广大南方地区有立春吃生菜的习俗："立春日，啖生菜，饮春酒，以迎生气。"

二、除夕、春节食俗

除夕、春节时间：除夕，为农历岁末的最后一天夜晚；春节狭义时间指农历正月初一，广义时间指农历正月初一至正月十五。

春节别称："岁首""新春""新岁""新年""新禧""年禧""大年"等，口头上又称"度岁""庆岁""过年""过大年"等。百节年为首。春节历史悠久，是我国最隆重、最热闹的节日，也是汉族和大部分少数民族的共同节日，由上古时代岁首祈年祭祀而来，因为历法不同，那时的春节不在正月。自汉武帝太初元年开始，以农历正月初一为"岁首"(即春节)，一直延续至今。按民间习惯，"过年"是一个跨年度的、前后有二十余天的节日活动，过小年、祭灶、除夕、春节、元宵节都属于"过年"。

春节期间，全国各地家家户户都要进行贺年活动，饮食是其中的重要内容。因我国地域广阔，民族文化多样，所以饮食习俗也各有不同，年糕和饺子是比较普遍的食俗。

(一)年糕

据说年糕(见图2-31)最早是年夜祭神、岁朝供祖先所用，后来才成为春节食品，年糕又称"年年糕"，与"年年高"谐音，寓意着人们的工作和生活一年比一年提高。清末时，有人从年糕的"糕"字起兴，写了一首关于年糕寓意的诗："人心多好高，谐声制食品。义取年胜年，借以祈岁稔。"

年糕有红、黄、白三色，象征金银，有诗称年糕："年糕寓意稍云深，白色如银黄色金。年岁盼高时时利，虔诚默祝望财临。"

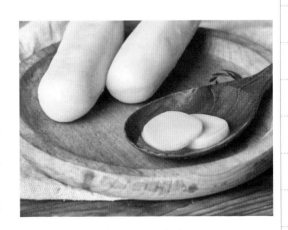

图2-31　年糕

年糕的口味因地而异。北京的年糕，用黄米面或江米面加各种辅料蒸制而成，如红枣年糕、百果年糕、豆年糕和白年糕(见图2-32)等，烹制方法多为蒸，也有用油炸蘸

NOTE

白糖吃的，均有香甜黏糯的特点；河北地区则喜欢在年糕中加入大枣、小红豆及绿豆等一起蒸食；山西北部及内蒙古等地，过年时习惯吃黄米面油炸年糕，有的还包上豆沙、枣泥等馅儿；山东人则用黄米面、红枣蒸年糕。

北方的年糕以甜为主，或蒸或炸，也有人干脆蘸糖吃；南方的年糕则甜咸兼具，例如苏州的桂花糖年糕、宁波的水磨年糕，用粳米制作，味道清淡，除了蒸、炸以外，还可以切片炒食或者煮汤；西南

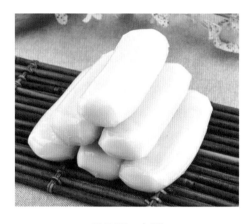

图 2-32　年糕

地区少数民族习惯吃糯米粑粑，台湾同胞则吃红龟糕。

(二)饺子

饺子(见图2-33)起源于东汉时期，为东汉河南南阳人"医圣"张仲景首创。当时，饺子是药用，相传东汉末年，"医圣"张仲景曾任长沙太守，后辞官回乡。他回老家时正值冬天，非常冷，当时的人们由于贫困穷乏，没有多余的闲钱去购置保暖的衣服，所以那些贫困穷乏的人都冻得四肢僵硬，耳朵也冻得不成样子。因为当时张仲景的名声很大，所以有很多人都上门求药。张仲景一想到他们冻僵的样子，即使上门求药的人很多，也一一施药相救，获得了百姓们的称赞。后来，张仲景总结了汉代以来300多年的临床实践经验，便制作出了"娇耳"，在当地搭了一个医棚，支起一口大锅，煎熬羊肉、辣椒和驱寒提热的药材，用面皮包成耳朵形状，煮熟后捞出再舀一碗面汤，放入几个娇耳，每人一份。人们吃完娇耳、喝完驱寒汤后，浑身都很温暖，耳朵气血也流通了。从那以后，吃过的百姓再也没有出现冻僵的现象，耳朵也没有冻烂。当时的"娇耳"就是今天的饺子。

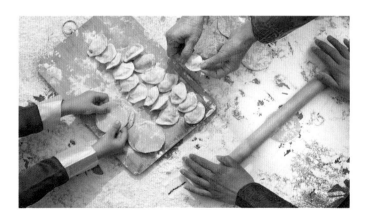

图 2-33　包饺子

远在公元5世纪，饺子就已是北方汉族的普通食品。当时的饺子"形如偃月，天下通食"，但当时饺子是连汤吃的，故当时称之为"馄饨"。

饺子在1000多年的发展过程中，名目繁多，古时有"扁食""饺饵""粉角"等名称。三国时期称作"月牙馄饨"，南北朝时期称作"馄饨"，唐代称饺子为"偃月形馄饨"，宋代称为"角子"，元代忽思慧所著《饮膳正要》中又有"扁食"一词。明、清时又有了"饺儿""水点心""煮饽饽"等新称谓。清朝时，饺子一般要在除夕晚上子时(现晚上11点)以前包好，待到半夜子时吃，这时正是农历正月初一的伊始，吃饺子取"更岁交子"之意，"子"为"子时"，"交"与"饺"谐音，有"喜庆团圆"和"吉祥如意"的意思。清朝有关史料记载说："元旦(民国时元旦才改为阳历的1月1日)子时，盛馔同离，如食扁食，名角子，取其更岁交子之义。"近人徐珂在《清稗类钞》中说："中有馅，或谓之粉角——而蒸食煎食皆可，以水煮之而有汤叫作水饺。""其在正月，则元日至五日为破五，旧例食水饺子五日。"

饺子在明朝之前只是一种比较精致的点心，一年四季都可以吃，并不是非要到春节才能吃。明朝中期后，饺子逐渐成为我国北方的春节美食，究其原因，一是饺子形如元宝，人们在春节吃饺子取"招财进宝"之意，面条和饺子同煮，叫作"金丝穿元宝"；二是饺子的面皮包裹着馅儿，便于人们把各种吉祥的东西包进馅儿里，用于寄托人们对新岁的祈愿，如：包进花生仁，表示健康长寿(花生又名"长生果")；包进糖和蜜，表示来年的日子更甜美；有的地方人们会悄悄包进一枚钱币，用意是谁吃到了谁就"财运亨通"等。

饺子经过1000多年的发展，在制作和食用上形成了很多特色。

1. 饺子皮儿的制作

饺子皮儿和面一般使用冷水，放少许食盐，这样做出的饺子皮儿筋道，不容易破，如果想做出彩色的饺子也可以用果蔬汁和面，如绿色的菠菜汁、黄色的胡萝卜汁、红色的甜菜根汁等，冷水和面的饺子一般用作水煮。用开水烫面做面皮儿的饺子一般是蒸饺，而油炸的饺子的面皮儿则是一半烫面，一半冷水和面。饺子皮儿的制作方法大多是用擀面杖擀皮儿，少数人用手捏或者茶盅扣皮儿，现在的饺子皮儿多是机器压制的。

2. 饺子的形状、馅儿和吃法

因为地区和时令的不同，饺子的形状、馅儿和吃法都不尽相同，常见的是月牙状水饺，一般是煮熟盛出，蘸着调好的醋碟食用，还有一些具有地方特色的各类饺子(见图2-34)。

① 扬州的蟹黄蒸饺。以蟹黄、虾仁、竹笋、螃蟹、鸡蛋、海参为主料做馅儿，小麦面粉和面擀皮儿包成，口味清淡，鲜味十足，馅儿大皮儿薄的蟹黄蒸饺，成为扬州十大名吃之一。

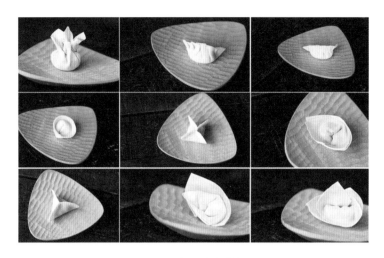

图 2-34　各具特色的饺子

②　成都的钟水饺。钟水饺古称"水角"，是成都的地方传统美食，始创于光绪十九年(1893年)，因为开业之初店面开在荔枝巷，饺子调味儿重而且有红油，又称"荔枝巷红油水饺"。钟水饺最特别的地方就是独特的料汁，紫皮独头蒜捣成蒜泥加适量酱油及熟辣椒油拌匀。馅儿料中不加入任何青菜，纯猪肉的馅儿料蘸着充满红油的蘸料，猪肉馅儿的鲜滑嫩爽与红油的辣爽口感混合，那感觉就是倍儿爽。

③　沈阳的老边饺子。老边饺子是沈阳市的传统名吃，从创制到现在已有180多年历史。老边饺子选料讲究，制作精细，造型别致，口味鲜醇。调馅儿时，将肉馅儿煸炒，再用鸡汤或骨汤慢煨，使汤汁浸入馅儿料，馅儿料更加膨胀、水灵，增加鲜味儿。面皮儿制作也独具一格，先用精面粉掺入适量熟猪油，然后用开水烫拌和制，这样的面皮柔软、筋道、透明。老边饺子皮儿薄肚饱、柔软肉头、馅儿鲜味儿好、浓郁不腻。

④　湖北的金鱼饺。这是湖北省的地方特色美食，因为每个饺子都形似金鱼而得名，因为晶莹剔透、馅儿料鲜香而成为鄂菜家族中的一抹亮色。

⑤　广东的澄粉虾饺。广东地区的传统名吃，始创于20世纪初广州市郊伍村五凤乡的一间家庭式小茶楼，已有百年历史。传统虾饺是半月形、蜘蛛肚有十二褶的，馅儿料有虾，有肉，有笋，味道鲜美爽滑，美味可口。后来经过不断改良，又将原来饺子皮儿的原料由面粉改为"澄粉"，晶莹剔透，视觉效果更佳。

⑥　苏州的状元饺。这是苏州的地方名吃，馅儿料以海鲜为主，形似极小的元宝，在锅中煮制而成，煮好之后，配上醋碟、芝麻油、蒜泥，再盛上饺子汤，先吃饺子再喝汤，真正的原汤化原食。

⑦　广安的鸳鸯饺。鸳鸯饺造型美观，饺子馅儿也是浓而不烈、清而不淡、不腥不膻，猪肉馅儿料的鲜香馥郁伴着火腿滋味儿的纯淡悠长，真正令食客吃过之后回味无穷。

⑧　陕西的酸汤水饺。有很多人特别喜欢吃酸汤水饺，而陕西的酸汤水饺就是其中

的代表，喝上一口酸汤，再吃上一口美味的水饺，让你觉得食欲大增，总是吃不够。在寒冷的冬季，吃上这样一碗酸汤水饺更是完美。

另外，还有元宝饺、冠顶饺、梅花饺、翡翠白菜饺、牡丹饺、四喜饺、上海锅贴等，都带有人们美好期待的寓意。

三、元宵节食俗

元宵节时间：农历正月十五。

元宵节又称"上元节""元夜""灯节"。正月是农历的元月，古人称夜为"宵"，所以称正月十五为"元宵节"。元宵节是我国传统的民俗节日，该日为满月，象征团圆、美满，人们在这天闹花灯、猜灯谜、舞龙、舞狮、踩高跷、剪纸、打陀螺、吃元宵等以示庆祝。元宵节吃元宵，这是全国各地的普遍食俗(见图2-35)。

吃元宵为元宵节的传统食俗，不管南方还是北方都要阖家团圆吃元宵，意味团圆、吉祥，意在祝福全家团圆和睦，在新的一年幸福安康。关于元宵节吃元宵的最早记载见于宋代，当时称元宵为"浮圆子""圆子""乳糖元子""糖元"等，到了明朝，人们就以"元宵"来称呼糯米团子，明代刘若愚在《酌中志》中记载了元宵的做法："其制法，用糯米细面，内用核桃仁、白糖、玫瑰为馅，洒水滚成，如核桃大，即江南所称汤圆也。"

元宵又叫"圆宵""圆子"，南方常叫"汤圆儿""水圆"，元宵与耍狮、舞龙的球一样是月亮的象征物，食圆子含有祭月、赏月的意思。同时，元宵圆子与中秋之月饼一样，含有家人团圆的意味。周必大《元宵浮圆子》诗云："今夕知何夕，团圆事事同。""星灿乌云里，珠浮浊水中。"

"北方滚元宵，南方包汤圆儿。"关于元宵和汤圆是否属于同一食品的问题，众说纷纭，如果从它们表达的寓意来讲，其实是一样的，但就制作方法和馅儿料来说则有几方面不同。首先在制作方法上，元宵需先将和好、凝固的馅儿切成小块，过一遍水后，再扔进盛满糯米面的笸箩内

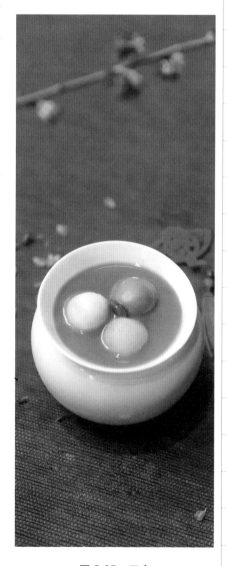

图2-35　元宵

NOTE

滚，一边滚一边洒水，直到馅儿料沾满糯米面并滚成圆球，表面干燥松软，方大功告成。汤圆的做法则有点儿像包饺子，先把糯米粉加水和成团，放置几小时让它"醒"透，然后把做馅儿的各种原料拌匀放在大碗里备用。汤圆儿馅儿的含水量比元宵多，这是两者的区别之一。汤圆儿的湿糯米粉黏性极强，用手揪一小团湿面，挤压成圆片形状，用筷子(或薄竹片状的工具)挑一团馅儿放在糯米片上，再用双手边转边收口做成汤圆儿，表面比较光滑黏糯。其次是烹饪方法和储存方法的不同，汤圆儿煮3~5分钟就会浮起来，煮后的汤是清汤，吃起来香糯软滑。元宵则要多煮一会儿，10分钟以上，煮后的汤因为有较多的生糯米粉，显得较浑，吃起来富有弹性。汤圆儿容易储存，人们常常可以吃到速冻汤圆儿，而元宵放久了容易开裂。通常北方的元宵会当天制作、当天吃完。最后是馅儿和口感不同，元宵以单一的甜馅儿为主，黑芝麻馅儿、豆沙馅儿最常见，还有独特的巧克力口味儿，口感偏粗偏硬；汤圆儿的馅儿料则是咸甜均有，豆沙馅儿、黑芝麻馅儿必有，还有粗粮、五仁、花生、鲜花口味及北方人无法理解的鲜肉馅儿汤圆儿，口感偏软。

在"民以食为天"的中国，全国各地有不少驰名的风味儿汤圆儿，久负盛名的有以下几种。

① 成都的赖汤圆儿。20世纪初，简阳人赖源鑫到成都挑担卖汤圆儿，因为其汤圆儿质好、味美，人们称其为"赖汤圆儿"。该汤圆儿选用上等的糯米粉加水揉匀，然后包上用芝麻、白糖、化猪油配制的馅儿心儿。该汤圆儿的特点是香甜滑腻、肥而不腻、糯而不黏。

② 四川的心肺汤圆。以糯米粉制皮儿，将豆腐干儿、冬菜切碎，用猪油炒后做馅儿，煮熟后配上卤煮的猪心、猪肺及多种调味料而成。食用时，再调以葱花、蒜末、花椒粉、辣椒等，鲜香可口。

③ 长沙的姐妹汤圆儿。这是长沙一家餐馆的著名风味儿小吃，已有60多年的历史，因为早年经营者是姜氏二姐妹而得名。其制法是以糯米、大米磨浆，取粉做皮儿，用枣泥、白糖、桂花做馅儿。其特点是色泽雪白、晶莹光亮、小巧玲珑、香甜味美。

④ 上海的擂沙汤圆。这是把大红袍赤豆煮熟磨细，将带馅儿汤圆儿煮熟，外滚豆沙而成。其特点是形美色艳、郁香宜人，已有七八十年的历史。

⑤ 宁波的猪油汤圆儿。这是以精白水磨糯米粉为皮儿，用猪油、白糖、黑芝麻粉做馅儿。其特点是皮薄而滑、白如羊脂、油光发亮。

⑥ 苏州的五色汤圆儿。这是以糯米、粳米粉配制成皮儿，包以由鲜肉、玫瑰猪油、豆沙、芝麻、桂花猪油5种馅儿料配制的馅儿心儿。其特点是甜咸皆备，是著名的江南风味儿小吃。

⑦ 山东的芝麻枣泥汤圆儿。先将大红枣煮熟去核压成泥，猪板油去膜用刀拍碎，将二者加白细砂糖搓成馅儿心儿，和水磨糯米粉做成小汤圆儿，芝麻炒熟和白细砂糖

研成细末成炒面，将煮熟的小汤圆儿在炒面中滚一圈即可，吃起来细润绵软。

⑧ 广东的四式汤圆。先将绿豆、红豆、冬瓜、芋头分别煮熟、去皮，分别加入白糖、芝麻、熟猪油等调味品制成4种甜馅儿料，将汤圆儿皮分别包入4种不同的馅儿心儿，标上记号。再将4种汤圆放入加糖的沸水中煮熟，每碗装不同馅儿料的汤圆儿各一个。其特点是软滑细腻，4种味道各异。

⑨ 港式的够姜汤圆。这是在汤中加入用糖水熬制的姜汁，清淡透彻，鲜辣的姜味也不似从前那般刚劲，嵌到薄皮儿的汤圆儿里，演化出另一番暖人心脾的人间美味，咬一口，馅儿里自磨的芝麻蓉便肆意流出。

此外，北京的奶油元宵、天津的蜜馅儿汤圆儿、重庆的山城小汤圆儿、泉州的八味汤圆儿、广西的龙眼汤圆儿、安庆的韦安港汤圆儿、台湾的菜肉汤圆儿等，均是驰名南北的风味儿汤圆儿。

四、二月二食俗

二月二时间：农历二月初二。

农历二月二是中国广大地区重要的传统节日，又称"龙抬头""春耕节""农事节""青龙节""春龙节"等，中唐时期开始有挑菜、迎富、踏青等活动，当时称"挑菜节""迎富日"。宋末元初，北方的二月二又因为联系惊蛰增加了龙抬头的内容，逐渐演变成以驱虫害和祈丰收风俗为主的节日。人们在"龙抬头"这天敬龙庆贺，以祈消灾赐福、风调雨顺、五谷丰登。农历"二月二"，既是"龙抬头节"，又是土地神诞辰的"社日节"。南方的"二月二"仍沿用祭社(土地神)习俗，如在浙江、福建、广东、广西等地区，既有类似龙抬头节的习俗，又有以祭社习俗为主的新"二月二"习俗，南方普遍奉祀土地神。

在饮食文化方面，一般人家在这天要吃面条、春饼、猪头肉、爆米花等，不同区域的吃食不同，但大都与龙有关，普遍把食品名称加上"龙"的头衔，如吃水饺叫吃"龙耳"，吃春饼叫吃"龙鳞"，吃面条叫吃"龙须"，吃馄饨叫吃"龙眼"等，将吃爆米花比作"金豆开花，龙王升天，兴云布雨，五谷丰登"，以示吉庆。

晋东、晋南地区习惯用秫粉制作煎饼。晋北地区喜食面条、粉条，名为"挑龙尾"，并要吃糕糊狼嘴和吃梨败火、打脏气。吕梁地区喜食饼，称为"揭龙皮"。晋南地区这天则一定要吃麻花、馓子，谓之"啃龙骨"。贵州侗族在二月初二这天要接龙，全寨人要杀掉一头牛，每户分一块牛肉，名为"吃龙肉"。江南地区兴吃"撑腰糕"，即用糯米粉制作成扁状、椭圆形，中间稍凹，如同人腰状的塌饼。天津这天吃煎焖子，美其名曰"煎龙鳞"。

在北方，如河北、山东、陕西等地有吃炒豆的饮食习俗。

炒豆即炒黄豆(或蚕豆)，又称"料豆""蝎子爪"，如图2-36所示。料豆有咸甜之分，咸料豆首先把黄豆用盐汁浸泡后，用慢火炒，一般炒到豆粒发出爆响，豆皮炸出

裂纹便可，据说可以此惊动虫蝎，将之驱
赶。甜料豆先把黄豆浸泡在糖水中，然后
再炒，有的是在豆粒将要炒熟时直接往上
加糖。胶东山区个别地方则用花生代替料
豆，当地有在太阳不出来之前炒完料豆的
风俗，寓意是吃了蝎子爪不挨蝎子蜇。

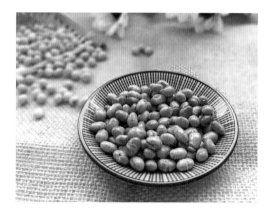

图 2-36　炒黄豆

五、清明节食俗

清明节时间：公历4月4—6日。

清明节，兼具自然与人文两大内涵，
既是二十四节气之一，也是传统的祭祖节
日，为中华民族最隆重盛大的祭祖大节，属于礼敬祖先、慎终追远的一种文化传统的
节日，也是人们亲近自然、踏青游玩儿、享受春天乐趣的欢乐节日。《岁时百问》记
载："万物生长此时，皆清洁而明净，故谓之清明。"

清明节是中华民族比较古老的节日，始于帝王将相"墓祭"之礼，距今已有2000
多年。从唐朝开始，清明节逐渐融合了寒食节和上巳节的习俗。寒食节在清明节前的
1～2天，相传是为纪念介子推而设立的。寒食节当天，禁用烟火，百姓还用面粉和着
枣泥，捏成燕子模样，用柳条串起来，插在门上，作为祭奠，叫作"子推燕"；《吴
门竹枝词》有诗："相传百五禁烟厨，红藕青团各祭先。"这里所说的"百五"，是
指冬至到寒食节的105天，古人为适应寒食禁火冷食的需要，还创造了一些食品，如蜀
人每逢到寒食节，用艾草捣汁、糯米做青粉团，乌桕汁染乌饭作糕。

清明节在古代是祭祀性节日。当时，晋国百姓家家门上挂柳枝，人们还带上食物
到介子推墓前祭奠、扫墓，以表怀念，此风俗延续至今。这一天民间有食青团子（又名
"翡翠团子"）的习俗。一般人家要用四碟六碗珍馐清酒祭奠祖先。祭毕，家人和应邀
而来的亲戚共享酒食，叫作"吃清明"。

清明节除了扫墓、祭祖、踏青等活动外，其饮食习俗也丰富多彩，主要有以下
几种。

1.吃青团

我国南方部分地区清明节时有吃青团的
风俗，人们又把青团称为"清明果""青青
裹""清明团子""艾米果""清明蛋"等，
塘栖人爱叫"青圆子"（见图2-37）。青团子的
原料是将艾草捣烂后挤压出汁，接着用艾草汁
与晾干后的纯糯米粉拌匀、揉和，然后开始制

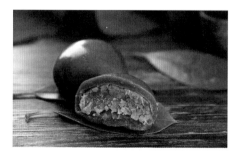

图 2-37　青团

作团子。团子的馅儿用细腻的糖豆沙制成，在包馅儿时另外放入一小块糖猪油，待团坯制好后入笼蒸熟，出笼时另用毛刷在团子表面刷熟菜油，就大功告成了，蒸熟后的团子呈现深绿色，而且吃起来有艾草的清香，清凉可口。

2. 吃馓子

馓子的古称叫"寒具"，是为了纪念春秋时期晋国名臣介子推，因寒食节禁火三天，于是人们便提前炸好一些环状面食，作为寒食节期间的快餐，是为寒食节所具，就被称作"寒具"。现在清明节的时候，无论南方还是北方都有吃馓子的习俗。

馓子是用糯米粉和面扭成环的油炸面食品，明代李时珍的《本草纲目·谷部》中对馓子也有详细介绍："寒具即食馓也，以糯粉和面，入少盐，牵索纽捻成环钏形……入口即碎脆如凌雪。"馓子的形状和吃法比较多样，如："喝粥泡馓子"的滕州皇娘沟粗条馓子；咸淡适中、馓条纤细、外形美观的衡水蝴蝶馓子；独具特色、香酥可口的济宁王家细条馓子；用红糖、蜂蜜、花椒、红葱皮等原料熬成的水和适量的鸡蛋、清油和面的淮安茶馓，等等。

3. 吃鸡蛋

清明节这天，许多地方有吃鸡蛋的习俗，清明一早，煮满满一锅，用凉水冲洗，调好五色，把蛋上涂抹得五彩缤纷，孩子们带着鸡蛋到学校进行"斗蛋"游戏，用蛋与蛋相撞，看谁的蛋硬，破者为输。老百姓有"吃鸡蛋，免雹灾"的说法(见图2-38)。

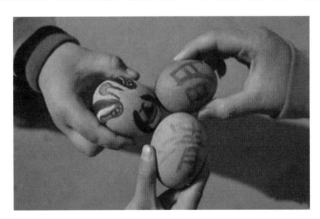

图 2-38 清明蛋

六、端午节食俗

端午节时间：农历五月初五。

端午节是我国四大传统节日之一，是集祈福消灾、欢庆娱乐和饮食为一体的民俗大节，"端午"一词最早出现在西晋名臣周处的《风土记》："仲夏端午谓五月五日也，俗重此日也，与夏至同。""端"是初始的意思，五月初五在天干地支中正好

NOTE

是午月和午日，午时称为"阳时"，因此端午节又称"端阳节""重五节""正阳节""端五节"，也叫"浴兰节""龙舟节""女儿节""粽子节"等。

在先秦时代，人们普遍认为五月是毒月，五日是恶日。《吕氏春秋》中的《仲夏记》规定人们在五月要禁欲、斋戒。《风俗通》佚文："俗说五月五日生子，男害父，女害母。"宋徽宗赵佶因于五月初五出生，故从小被寄养在宫外。可见，古代以五月初五为恶日是普遍现象。这样，端午节就有了另一个重要的民俗内容，就是卫生和"压邪"。

端午时节，因为时序已交夏令，蚊蝇滋生，百虫出动，人的健康容易受到毒虫危害，故人们想出了许多办法消灾、防病、强身，如用雄黄、蒜头、菖蒲根浸酒洒在墙壁上，在室内点上艾枝烟熏，以驱杀蛇虫蚊蝇；吃大蒜头以去食积、除百毒、防病疫，这是符合卫生之道的；喝雄黄酒亦有驱除邪恶之意，有"饮了雄黄酒，百病都远走"的说法；赛龙舟可以强身健体；而端午节食粽则有补充营养、抵御酷暑的功效，因此可以说端午节是一个防御疾病和卫生保健的节日。

端午节与春节等古老传统节日一样，在传承发展中杂糅了多地多种民俗于一体，节俗内容丰富。端午习俗活动围绕敬龙酬龙、祈福纳祥、压邪禳灾等形式展开，内容丰富多彩，习俗活动主要有扒龙舟、挂艾草与菖蒲、聚午宴、洗草药水、放纸鸢、荡秋千、贴"午时符"、系百索子、打午时水、浸龙舟水、放纸龙、龙船饭、睇龙船、点艾条、熏苍术、赠香扇、晒百日姜、挂黄葛藤、画额、佩香囊、佩长命缕、拴五色线、食粽、采药制茶、立蛋、佩豆娘、贴五毒图、游旱龙、划喜船、九狮拜象、喝雄黄酒、挂钟馗像、品花宴，等等。

端午节源自上古先民择端阳"飞龙在天"吉日祭祀龙祖，并在漫长的历史演变中衍生了许多传说、故事，以下简单介绍几个传说、故事。

(一)纪念屈原

屈原，名平，字原，据《史记·屈原贾生列传》记载，屈原(约公元前340年—公元前278年)，战国末期楚国丹阳秭归(今湖北宜昌)人，是春秋时期楚怀王的大臣。他倡导举贤授能，富国强兵，力主联齐抗秦，遭到贵族子兰等人的强烈反对，屈原遭谗去职，流放到沅、湘流域。在流放中，他写下了忧国忧民的《离骚》《天问》《九歌》等诗篇。公元前278年，秦军攻破楚国都城，屈原眼看自己的祖国被侵略，心如刀割，但始终不忍舍弃自己的祖国，于五月五日写下绝笔《怀沙》之后抱石投汨罗江自尽。为了寄托哀思，人们荡舟江河之上，此后才逐渐发展成为龙舟竞赛。百姓们又怕江河里的鱼虾吃掉他的身体，就纷纷回家拿来米团投入江中，以免鱼虾糟蹋屈原的尸体，后来就形成吃粽子的习俗。

(二)纪念伍子胥

伍子胥，名员，楚国人，父兄均为楚王所杀，后来伍子胥奔向吴国，助吴伐楚，

NOTE

五战而入楚都郢城。当时楚王已死，伍子胥掘墓鞭尸三百，以报杀父兄之仇。吴王阖闾死后，其子夫差即位，吴军士气高昂，百战百胜，越国大败，越王勾践请和，夫差许之。伍子胥曾多次劝谏吴王夫差杀勾践，夫差不听。夫差急于进图中原，率大军攻齐，伍子胥再度劝谏夫差暂不攻齐而先灭越，遭拒。夫差听信太宰伯嚭谗言，称伍子胥阴谋倚托齐国反吴，派人送一把宝剑给伍子胥，令其自杀。伍子胥本为忠良，视死如归，在死前对邻舍人说："我死后，将我的眼睛挖出悬挂在吴京之东门上，以看越国军队入城灭吴。"之后便自刎而死，夫差闻言大怒，令取子胥尸体装在皮革里于五月五日投入大江，因此相传端午节亦为纪念伍子胥之日。

(三)纪念孝女曹娥

《后汉书·列女传》记载："孝女曹娥者，会稽上虞人也。父盱，能弦歌，为巫祝。汉安二年五月五日，于县江溯涛婆娑迎神，溺死，不得尸骸。娥年十四，乃沿江号哭，昼夜不绝声，旬有七日，遂投江而死。至元嘉元年，县长度尚改葬娥于江南道旁，为立碑焉。"《会稽典录》中介绍道："女子曹娥，会稽上虞人。父能弦歌为巫。汉安帝二年五月五日，于县江溯涛迎波神溺死，不得尸骸。娥年十四，乃缘江号哭，昼夜不绝声，七日，遂投江而死。"因纪念曹娥，端午节又称"女儿节"。

(四)粽子

端午节的食品也有很多，如粽子、五黄、艾草糕、艾糍、打糕、煎堆、茶蛋、五毒饼、菖蒲酒、雄黄酒、午时茶等。

端午食粽的习俗，自古以来在我国各地盛行不衰，已成了中华民族影响最大、覆盖面最广的民间饮食习俗之一。

粽子，即粽籺，是籺的一种，又称"角黍""筒粽"，由粽叶包裹糯米蒸制而成。粽子的主要材料是稻米、馅儿料和箬叶(或柊叶)等。由于各地饮食习惯不同，粽子也形成了不同的风味，就造型而言，有三角形、四角锥形(见图2-39)、枕头形、圆棒形、宝塔形等各种形状。粽叶的材料因地制宜，南方因为盛产竹子，就地取材以竹叶来绑粽子。一般人喜欢采用新鲜竹叶，因为用干竹叶做出来的粽子熟后没有竹叶的清香。北方人则习惯用苇叶来绑粽子，苇叶叶片细长面窄，所以要两三片重叠起来使用。粽子的大小差异甚巨，有达两三斤的巨型兜粽，也有小巧玲珑、长不及两寸的甜粽。从口味上分，粽子有咸粽和甜粽两大类，荤素兼具，馅儿料则是最能凸显地方特色的，如以下各地方的

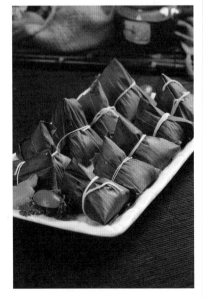

图2-39　粽子

特色。

1. 北方粽子的代表——北京粽子

北京粽子个头较大，内容较为简单，可分为三种：一是用纯糯米制成的白粽子，蒸熟后蘸糖吃；二是小枣粽，馅儿心儿以小枣、果脯为主；三是豆沙粽，比较少见。华北地区另有一种以黄黍代替糯米的粽子，馅儿料用的是红枣，蒸熟后只见黄澄澄的黏黍中嵌着红艳艳的枣儿，有人美其名曰"黄金裹玛瑙"。

2. 南方粽子的代表——广东粽子

广东粽子个头较小，外形别致，正面方形，后面隆起一个尖角，状如锥子。广东粽子品种较多，除鲜肉粽、豆沙粽外，还有用咸蛋黄做成的蛋黄粽以及用鸡肉丁、鸭肉丁、叉烧肉、冬菇、绿豆等调配为馅儿的什锦粽。

3. 四川椒盐豆沙粽

四川椒盐豆沙粽味咸微麻，颇具风味儿，制作讲究，工艺复杂，制法是先把糯米、红豆浸泡5～6小时，将水倒出，放入椒粉、川盐、味精和少许腊肉，用粽子叶包成约60克一个的四角粽，煮熟后食之，香辣适口，风味独特，或煮熟后再放在铁丝网上用木炭烤黄，吃起来外焦里嫩。

4. 浙江湖州的"枕头粽"

湖州的粽子呈特有的长方形，形似枕头，故有"枕头粽"之称(见图2-40)，也因其小巧精致、线条优美，又被称为"美人粽"。粽子米质香软，分为咸甜两种，咸粽以新鲜猪肉为馅儿料，每个粽子用肥肉、瘦肉各一片作馅儿，用之前需用上等的酱油浸泡；甜粽以枣泥或豆沙为馅儿，上面加一块猪板油，蒸熟后猪油融入豆沙，十分香滑适口。"五芳斋"的粽子最为出名，素有"江南粽子大王"之称，从选料、制作到烹煮都有独到之处，米要用上等白糯米，肉从猪后腿精选，粽子煮熟后，肥肉的油渗入米内，入口鲜美，肥而不腻。

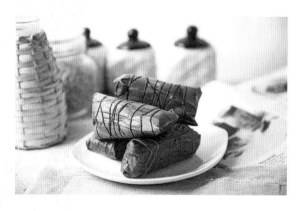

图 2-40　枕头粽

5. 海南粽子

海南粽子是由芭蕉叶包成方锥形，重约半公斤，糯米中有咸蛋黄、叉烧肉、腊肉、红烧鸡翅等，热粽剥开，先有芭蕉和糯米的清香，后有肉、蛋的浓香，香浓淡兼有、味荤素俱备。

6. 苏州粽子

苏州粽子是呈长而细的四角形，有鲜肉、枣泥、豆沙、猪油夹沙等品种，具有配料讲究、制作精细等特色，如猪油夹沙粽子，选用上等红小豆，煮熟后去皮滤沙，再加入成倍的砂糖和适量的油脂制成馅儿，裹扎时馅儿里还夹有一块肥肉，煮熟后晶亮甜美、油润清香。

7. 闽南粽子

厦门、泉州的烧肉粽、碱水粽皆驰名海内外。烧肉粽精工巧作，精选上乘糯米，猪肉择三层块头，先卤得又香又烂，再加上香菇、虾米、莲子及卤肉汤、白糖等，吃时蘸调蒜泥、芥辣、红辣酱、萝卜酸等多样佐料，香甜嫩滑，油润不腻。闽南话"热"与"烧"同义，所谓"烧肉粽"，就是要趁热而食的粽子，热食则更有风味儿。

8. 台湾粽子

台湾粽子带有浓厚的闽南风味儿，品种较多，有烧肉粽、白米粽、叉烧粽、绿豆粽、八宝粽。其中，烧肉粽最为流行，馅儿料丰富，有猪肉、干贝、芋头、蛤干、鸭蛋等，成了终年可见的传统小吃。八宝粽也是台湾粽子的代表品种，它选料多样，将猪腿肉、肥膘、栗子(或花生仁)、萝卜干、鱿鱼分别切成丁，用锅烧热，先下洋葱末，再加入以上配料及酒、酱油、香油炒匀，与糯米拌匀后，裹扎蒸熟，香味浓郁。新竹的"成家肉粽"、彰化的"肉粽"和台南的"再发号肉粽"都很有名气。

除了上述粽子外，我国著名的粽子还有贵州的"酸菜粽"、西安的"蜂蜜凉粽"、厦门的"烧肉粽"、苏北的"咸蛋粽"、上海的"咸味粽"、云南的"火腿粽"、广东中山的"芦兜粽"等，各具特色。

七、中秋节食俗

中秋节时间：农历八月十五。

中秋节和春节、清明节、端午节为中国四大传统节日，源自对天象的崇拜，由上古时代秋夕祭月演变而来。"中秋"二字始见于《周礼》："中春昼，鼓击土鼓吹豳雅以迎暑；中秋夜，迎寒亦如云。"南宋吴自牧在《梦粱录》中记载："八月十五中秋节，此日三秋恰半，故谓之中秋。"农历八月，是秋季的第二个月，称"仲秋"，八月十五又在仲秋的正中，所以称"中秋"。

中秋节又叫"仲秋节""八月节""八月十五""拜月节""祭月节"等，"暮云收尽溢清寒，银汉无声转玉盘。"中秋夜晚，皓月当空，清晖洒满大地，人们把月

NOTE

圆当作团圆的象征，把八月十五这天当作亲人团聚的日子，因此也称中秋节为"团圆节"。关于"团圆节"的记载最早见于明代，《西湖游览志余》中说："八月十五谓中秋，民间以月饼相送，取团圆之意。"中秋节定型于唐朝，《唐书·太宗记》记载有"八月十五中秋节"。中秋赏月的风俗在唐代极盛，许多诗人的名篇中都有咏月的诗句，而且将中秋与嫦娥奔月、吴刚伐桂、玉兔捣药、杨贵妃变月神、唐明皇游月宫等神话故事结合起来，使之充满了浪漫色彩。在宋朝，中秋节已经成为普遍的民俗节日，文学作品中出现了"小饼如嚼月，中有酥和饴"的节令食品。

到了明清时，中秋已成为中国民间的主要节日之一。明清两朝的赏月活动，"其祭果饼必圆"，各家都要设"月光位"，在月出方向"向月供而拜"。陆启泓《北京岁华记》载："中秋夜，人家各置月宫符象，符上兔如人立；陈瓜果于庭，饼面绘月宫蟾兔；男女肃拜烧香，旦而焚之。"《帝京景物略》中也说："八月十五祭月，其饼必圆，分瓜必牙错，瓣刻如莲花。……其有妇归宁者，是日必返夫家，曰团圆节也。"

中秋节自古就有祭月、赏月、吃月饼、玩花灯、赏桂花、饮桂花酒等习俗，尤其吃月饼和赏月是中国南北各地的必有习俗。"八月十五月儿圆，中秋月饼香又甜"，月饼最初是用来祭奉月神的祭品，后来人们逐渐把中秋赏月与品尝月饼作为阖家团圆的象征。

月饼(见图2-41)又称"胡饼""宫饼""月团""小饼""丰收饼""团圆饼"等，与各地饮食习俗相融合，发展为广式月饼、晋式月饼、京式月饼、苏式月饼、潮式月饼、滇式月饼等，口味有甜味儿、咸味儿、咸甜味儿、麻辣味儿，馅儿料有传统的五仁、豆沙、桂花、梅干、玫瑰、莲蓉、冰糖、白果、肉松、黑芝麻、火腿、蛋黄等。月饼按饼皮分，则有浆皮、混糖皮、酥皮、奶油皮等；从造型上分，又有光面与花边之分。

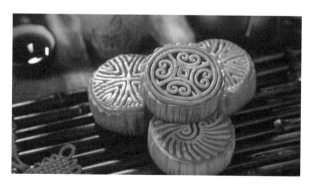

图 2-41　月饼

以下简单介绍几款月饼。

1. 京式月饼

京式月饼主要特点是甜度及皮儿馅儿之比适中，一般皮儿馅儿比为2∶3，重用麻油，口味儿清甜，口感脆松，主要产品有北京稻香村的"自来红"月饼、"自来白"月饼，还有"五仁"月饼等。京式月饼是北方月饼中的代表(见图2-42)。

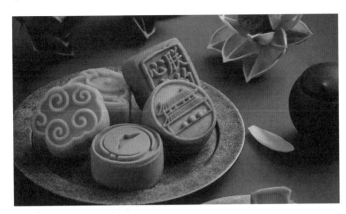

图2-42 京式月饼

2. 广式月饼

广式月饼主要特点是重油，皮儿薄，馅儿多。馅儿料多选用当地著名特产，如椰丝、橄榄仁、蜜橘饼、广式香肠、叉烧肉、咸蛋等。传统广式月饼按其馅儿心不同可分果仁型、肉禽型、椰蓉型、蓉沙型等，20世纪90年代后又开发了水果型、果酱型、蔬菜型等。广式月饼配料讲究，皮儿薄馅儿多，美味可口，花色繁多，不易破碎，便于携带，也易于保存(见图2-43)。

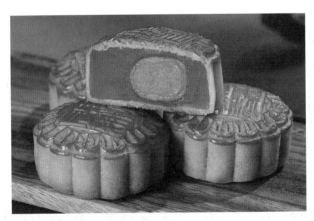

图2-43 广式月饼

3. 苏式月饼

苏式月饼特点是皮层酥松，色泽美观，馅儿料肥而不腻，口感酥脆。苏式月饼用小麦粉、饴糖、食用植物油或猪油、水等制皮，小麦粉、食用植物油或猪油制酥，经制酥皮、包馅儿、成型、焙烤工艺加工而成。苏式月饼选用原、辅材料讲究，富有地方特色，花色品种分甜、咸或烤、烙两类。甜月饼的制作工艺以烤为主，有玫瑰、百

NOTE

果、椒盐、豆沙等品种，馅儿料用玫瑰花、桂花、核桃仁、瓜子仁、松子仁、芝麻仁等配制而成，咸月饼以烙为主，品种有火腿猪油、香葱猪油、鲜肉、虾仁等，馅儿料主要以火腿、猪腿肉、虾仁、猪油、青葱等配制而成。其中，清水玫瑰、精制百果、白麻椒盐、夹沙猪油是苏式月饼中的精品(见图2-44)。

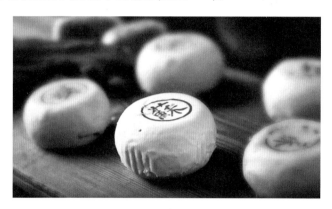

图2-44　苏式月饼

4. 潮式月饼

潮式月饼主要特点是皮酥馅儿细，油不肥舌，甜不腻口，属酥皮类饼食。潮式月饼按照口味分类，主要品种有绿豆沙月饼、乌豆沙月饼、水晶月饼、芋饼等；按照做法分类，一种是拌猪油的称作"朥饼"，另一种是拌花生油的称作"清油饼"。一般把潮州本土制作的、具有浓郁潮州乡土特色的月饼都称为"朥饼"(见图2-45)。

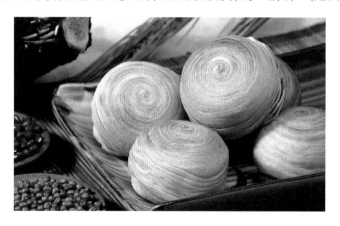

图2-45　潮式月饼

5. 滇式月饼

滇式月饼主要特点是馅儿料采用了滇式火腿，饼皮酥松，馅儿料咸甜适口，有独特的滇式火腿香味儿，云腿月饼和鲜花饼是滇式月饼的代表，云腿月饼是将宣威火腿最好的部分切成小块，配以冬蜂蜜、猪油、白糖等制成馅儿心，再用昆明郊区呈贡区的紫麦面粉包心烘烤而成。这种月饼具有酥、松、香的特色，外观褐黄且略硬，食用时酥而不散，故俗称"硬壳火腿饼"，食之疏松香酥，甜中带咸，油而不腻，有浓郁的火腿香味儿(见图2-46)。

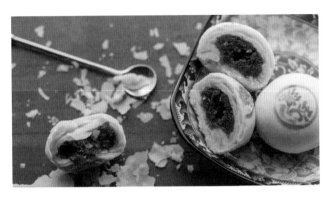

图 2-46　滇式月饼

八月十五中秋佳节，正值春华秋实的时节，是人们通过辛勤劳动收获丰硕果实的季节，这天除了吃月饼赏月之外，还有其他的饮食风俗，包括以下几方面。

1. 吃田螺

关于中秋吃田螺的风俗在清朝咸丰年间的《顺德县志》中有记载："八月望月，尚芋食螺。"民间认为，中秋吃田螺可以明目。

据分析，螺肉营养丰富，而所含的维生素A又是构成视网膜的重要物质。食田螺可明目，言之成理。可为何一定要在中秋节特别食之？有人指出，中秋前后是田螺空怀的时候，腹内无小螺，因此肉质特别肥美，是食田螺的最佳时节。如今，在广州民间，不少家庭在中秋期间都有炒田螺的习惯(见图2-47)。

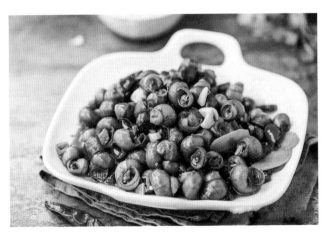

图 2-47　炒田螺

NOTE

2. 吃芋头

中秋吃芋头，寓意辟邪消灾，并有不信邪之意。清朝乾隆年间的《潮州府志》曰："中秋玩月，剥芋头食之，谓之剥鬼皮。"剥鬼而食之，大有钟馗驱鬼的气概。

3. 饮桂花酒

桂花是富贵吉祥的象征，每逢中秋之夜，人们仰望着月中丹桂，闻着阵阵桂香，喝一杯桂花蜜酒，合家欢聚一堂，已成为节日的一种美的享受，也象征着家庭甜蜜、子孙昌盛。桂花不仅可供观赏，而且还有食用价值。屈原的《九歌》中便有"援北斗兮酌桂浆""奠桂酒兮椒浆"的诗句，可见我国饮桂花酒的年代已相当久远了。

4. 吃鸭

在江南一带，民间的中秋节习俗多种多样。南京人除中秋爱吃月饼外，必吃金陵名菜桂花鸭。桂花鸭于桂花飘香之时应市，肥而不腻，味美可口。江南妇女手巧，把诗中的咏物变成了桌上的佳肴。

八、重阳节食俗

重阳节时间：农历九月初九。

重阳节，中国民间的传统节日，源自天象崇拜，由上古时代季秋丰收祭祀演变而来。"九"数在《易经》中为阳数，"九九"两阳数相重，故曰"重阳"。因日与月皆逢九，故又称为"重九"。重阳节由来已久，随着时代的演变，人们又赋予了重阳节新的内容，如汉代《西京杂记》记载："九月九日，佩茱萸，食蓬饵，饮菊花酒，云令人长寿。"相传自汉代起，有了重阳节求寿之俗，古时民间在重阳节有登高祈福、秋游赏菊、佩插茱萸、拜神祭祖及饮宴祈寿等习俗。发展至近代，重阳节被赋予了新的含义。1989年，我国政府将每年的农历九月初九定为"老人节"，将传统与现代和谐地结合起来，使这一传统佳节成为尊老、敬老、爱老、助老的新式节日。

重阳节在历史延续过程中，既融合了众多民俗事象，又融合了众多文化内涵。重阳是"清气上扬、浊气下沉"的时节，地势越高，清气越聚集，于是"重阳登高畅享清气"便成了民俗事象。庆祝重阳节一般包括出游赏景、登高远眺、观赏菊花、采中草药、遍插茱萸、摆敬老宴等，当然也有很重要的食俗，如吃重阳糕、饮菊花酒、吃糍粑、吃螃蟹、吃柿子等。

以下简单介绍三项食俗。

1. 吃重阳糕

重阳糕亦称"花糕""菊糕""五色糕"，因在重阳节食用而得名。《帝京岁时纪胜》记载："京师重阳节花糕极胜。有油糖果炉作者，有发面垒果蒸成者，有江米黄米捣成者，皆剪五色彩旗以为标志。市人争买，供家堂，馈亲友。"《东京梦华录·重阳》记载："前一二日，各以粉面蒸糕遗送，上插剪彩小旗，掺果实，如石榴子、栗子黄、银杏、松子之肉类。又以粉做狮子蛮王之状，置于糕上，谓之狮蛮。"这些文献资料都记载了重阳节吃重阳糕的习俗及重阳糕的做法，"糕"与"高"谐音，吃糕是为了取吉祥之寓意，据说重阳吃糕的习俗源于重阳登高，取"步步高升"之意(见图2-48)。

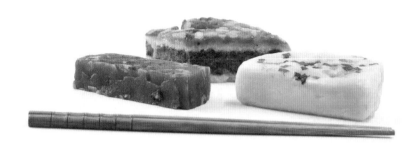

图 2-48　重阳糕

2．饮菊花酒

古时曾有饮菊花酒成仙之说，寓意长寿吉祥，所以重阳节不仅要赏菊，还要喝菊花酒。菊花酒在古代被看作祛灾祈福的"吉祥酒"，可以延年益寿，郭元振有诗"辟恶茱萸囊，延年菊花酒"；陶渊明也在诗中提到"酒能祛百虑，菊解制颓龄"。菊花酒在每年九月菊花盛开之时酿制，但当年酿制不能当年饮用，需待一至两年后，才酿成菊花露汁。在古时，菊花酒作为药酒，是祛伤、补身、健体的药酒，在秋去冬来的重阳节开始饮用，的确对人体有益。

3．吃糍粑

吃糍粑是我国西南地区重阳节的食俗。糍粑又分为软甜、硬咸两种。软糍粑的做法是将洗净的米下到开水锅里，一滚即捞，后上笼蒸熟，再放于白里捣烂，揉搓成团即可，食用时把芝麻炒熟，捣成细末，把糍粑搓成条，揪成小块，放上芝麻白糖，其味香甜可口，温食最佳。硬糍粑又称"油糍粑"，做法是将糯米蒸熟后不捣烂，放在案上揉成团，擀扁后放些食盐和花椒粉做成"馅儿心"，再卷条切片，放入油锅炸制，炸好的糍粑色泽金黄，咸麻香脆，令人回味无穷(见图2-49)。

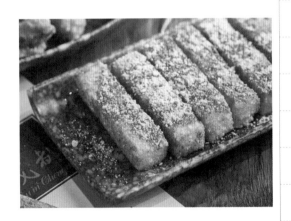

图 2-49　油糍粑

NOTE

九、冬至食俗

冬至时间：公历12月21—23日。

冬至，是中国传统节日，是二十四节气的第22个节气，既是自然节气，也是传统的祭祖节日，中华民族自古以来就有在冬至祭祀祖先的传统，以示孝敬、不忘本。在古代民间有"冬至大如年"的说法，所以古人称冬至为"亚岁"或"小年"。冬至习俗因地域不同而又存在着内容或细节上的差异。

在我国北方，冬至为严冬季节，人们以食取暖、以食治病，经过数千年的发展，逐渐形成了独特的节令美食传统，如馄饨、饺子、汤圆、年糕等，而南方在这一天则有吃冬至米团、冬至长线面的习惯。

下面简单介绍几种冬至习俗。

1. 冬至吃饺子

冬至吃饺子相传是为了纪念"医圣"张仲景冬至施药流传下来的风俗。张仲景施的药叫"祛寒娇耳汤"，是用羊肉、辣椒和一些祛寒药材放在锅里煮熬，等煮好后再把羊肉和药材捞出来切碎，用面皮包成耳朵样子的"娇耳"下锅，然后分给前来讨药的人（见图2-50）。

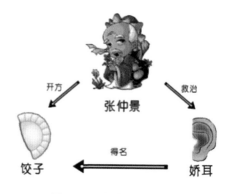

图 2-50　张仲景与饺子

人们吃了娇耳，喝了祛寒汤，浑身发热，血液通畅，两耳变暖，吃了一段时间后病人的烂耳朵就好了。此后，每逢冬至进九，大家都纷纷争食饺子，有谚语"冬至吃饺子不冻耳"。

2. 喝羊肉汤

冬至这天，山东滕州一带有喝羊肉汤的习俗，认为对个人、对长辈、对家庭都是个好兆头。冬至吃羊肉的习俗据说是从汉代开始的。相传，汉高祖刘邦在冬至这天吃了樊哙煮的羊肉，觉得味道特别鲜美，赞不绝口，从此在民间就形成了冬至吃羊肉的习俗，人们纷纷在冬至这天吃羊肉及各种滋补食品，以求来年有一个好兆头。

3. 吃烧腊与姜饭

冬至这天，大多数广东人有吃冬至肉的习俗。潮汕一带有"冬节丸，一食就过年"的民谚，俗称"添岁"。客家人认为，冬至时的水味最醇，所以客家人冬至酿酒已成为习俗。

4. 吃冬至团(冬至丸)

吃冬至团在南方一些地区比较盛行，取其团圆的意思。每逢冬至清晨，各家各户磨糯米粉，并用糖、肉、菜、果、萝卜丝等做馅儿，包成冬至团，不但自家人吃，也会赠送亲友以表祝福之意。

十、腊八节食俗

腊八节时间：农历腊月初八。

腊八节又称"腊日祭""腊八祭""佛成道日"等，原系"猎禽兽以岁终祭先祖"，是古代欢庆丰收、以感谢祖先和神灵的祭祀仪式。

腊八节有食腊八粥(见图2-51)的习俗。腊八粥又称"七宝五味粥""佛粥""大家饭"等，是一种由多样食材熬制而成的粥。腊八粥的最早文字记载在宋代。宋朝吴自牧撰《梦粱录》卷六载："八日，寺院谓之'腊八'。大刹寺等俱设五味粥，名曰'腊八粥'。"此时，腊八煮粥已成民间食俗，元人孙国敕作《燕都游览志》云："十二月八日，赐百官粥，以米果杂成之。品多者为胜，此盖循宋时故事。"

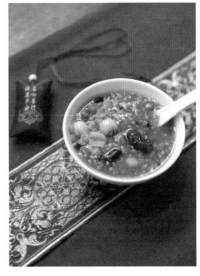

图 2-51　腊八粥

明《永乐大典》记述："是月八日，禅家谓之腊八日，煮经糟粥以供佛饭僧。"我国喝腊八粥的历史已有1000年以上了。每逢腊八这天，不论是朝廷、官府、寺院，还是黎民百姓家，都要做腊八粥。到了清朝，喝腊八粥的风俗更是盛行。清雍正三年(1725年)，清世宗雍正将北京安定门内国子监以东的府邸改为雍和宫，每逢腊八日，在宫内万福阁等处用锅煮腊八粥并请来喇嘛僧人诵经，然后将粥分给各王公大臣，品尝食用以度节日。

最早的腊八粥是用红小豆煮，后经演变，加之地方特色，逐渐丰富多彩起来。南宋文人周密撰《武林旧事》说："用胡桃、松子、乳蕈、柿、栗之类做粥，谓之腊八粥。"清人富察敦崇在《燕京岁时记》里称："腊八粥者，用黄米、白米、江米、小米、菱角米、栗子、红豇豆、去皮枣泥等，和水煮熟，外用染红桃仁、杏仁、瓜子、花生、榛子穰、松子及白糖、红糖、琐琐葡萄，以作点染。切不可用莲子、扁豆、薏米、桂圆，用则伤味。每至腊月七日，则剥果涤器，终夜经营，至天明时则粥熟矣。"

腊八这天，我国很多地方有喝腊八粥的习俗，但不同地区腊八粥的用料不同，河南人吃腊八饭，是小米、绿豆、豇豆、麦仁、花生、红枣、玉米等多种原料配合煮成，煮熟后加些红糖、核桃仁，粥稠味香，寓意来年五谷丰登。山东"腊八粥"分两种，一种是用薏米、桂圆、莲子、百合、栗子、红枣、粳米等熬成的，盛入碗里还要加些"粥果"，主要是雕刻成各种形状的水果，是为点缀；另一种是用大米、肉片、白菜、豆腐等煮成的。北京的腊八粥可以说是最讲究的，掺在白米中的配料较多，如红枣、莲子、核桃、栗子、杏仁、松仁、桂圆、葡萄、白果、青丝、玫瑰、红豆、花生等不下20种。人们在腊月初七晚上就开始洗米、泡果、剥皮、去核，半夜时分开始用微火炖，直到第二天清晨，腊八粥才算熬好了。在陕西，腊八粥熬好后要赠送亲友，而且一定要在中午之前送出去，最后才是全家人食用，吃剩的腊八粥如果保存着吃了几天还有剩下来的，却是好兆头，取其"年年有余"的意义。如果把腊八粥送给穷苦的人吃，那更是为自己积德。有些不产或者少产大米的地方，人们不吃腊八粥，而吃腊八面。

腊月初八，华北大部分地区有用醋泡蒜的习俗，叫"腊八蒜"，做法极其简单，将剥了皮的蒜瓣儿放到密封的罐子、瓶子之类的容器里，然后倒入醋，封口后放到一个较冷的地方，慢慢地泡在醋中的蒜就会变绿，最后会变得通体碧绿，如同翡翠碧玉。

课后思考题

1. 中国的岁时节日主要有哪些？
2. 中国的春节主要有哪些食俗？

NOTE

第二章

四季适宜食材

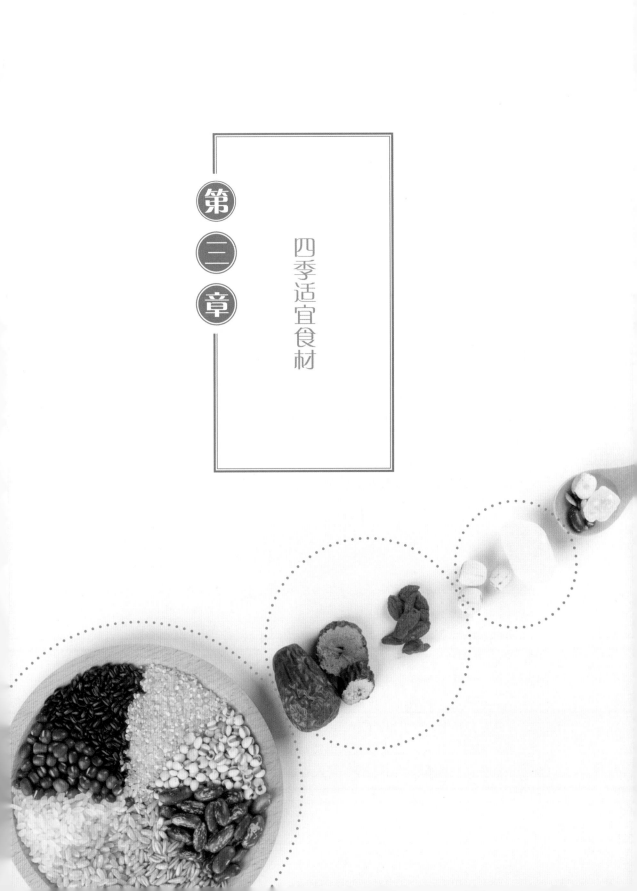

第一节　食物的性能

　　食物和药物一样，具有不同的性能。食物的性能又称"食性""食气""食味"等，是指食物的性质与功能，是认识和使用食物的重要依据，主要包括食物的四性、五味等。

　　食物来源于自然，为天地所孕育，依据阴阳平衡的生命法则，不同的地域环境、不同的季节气候，造就了食物不同的性能，如夏季最炎热，是一年中阳气最盛的季节，这个季节的食材多数具有清凉解暑、消炎降火的作用；冬季最寒冷，是一年之中阴气最盛的季节，这个季节的食材多数具有温阳散寒、益气固表的作用。而遵从天地之道，选择当地、当季、当令的食物，是养护身体的根本法则。

一、四性

　　四性：又称"四气"，是指食物的寒、热、温、凉性质。温与热、凉与寒分别具有共性，温次于热，凉次于寒，两者在共性中又存在程度上的差异。此外，还有一些食物的寒凉、温热之性并不明显，称为平性。

　　人体的体质亦有寒热之分，选用食物应先辨别体质，根据"寒则热之，热则寒之"的饮食原则，合理饮食，以达到调和体质的目的。

　　寒凉性食物具有凉血解毒、清热泻火、平肝安神、通利二便、滋阴生津等作用，适用于热性体质引起的口渴心烦、失眠上火等症状。如绿豆、西瓜、苦瓜、西红柿、梨、甘蔗、白菜、马齿苋等。

　　温热性食材具有温中散寒、助阳益气、通经活血、扶正固本等作用，适用于寒性体质引起的手脚冰冷、气血亏虚等症状。如辣椒、茴香、生姜、韭菜、芫荽、荔枝、红枣、羊肉、狗肉等。

二、五味

　　味，即滋味，不仅反映了食物本身的味道，更重要的是反映了食物的实际性能。味道不同，食物所起的作用也不同。

　　五味：酸、苦、甘、辛、咸。其中，涩附于酸，淡附于甘，合称"五味"。五味中，辛、甘属阳，酸、苦、咸属阴。依据五味入五脏的关系，酸味入肝、苦味入心、甘味入脾、辛味入肺、咸味入肾。

　　酸：包含涩，有敛汗、止泻、固涩的作用，多用于虚汗、久泻、遗精、遗尿、出血等症状，如乌梅、柠檬等。酸入肝，过食酸味，亦伤脾气，导致脾胃不和(木克土)。

　　苦：有清热泻火、止咳平喘、泻实燥湿的作用，多适用于热盛心烦、肺逆咳喘等症状，如杏仁、苦瓜、莲子心等。苦入心，过食苦味，亦会伤肺，导致皮槁而毛拔(火克金)。

甘：有缓急止痛、补虚和中、健脾和胃的作用，多适用于虚证、脾胃不和、痉挛疼痛等。甘入脾，过食甘味，亦伤肾脏，导致骨痛而发落(土克水)。

辛：包含辣、芳香味，有发汗解表、行气活血、化湿、开胃的作用，多适用于气滞血瘀、寒邪凝结等症状，如葱、花椒、生姜、白萝卜等。辛入肺，过食辛味，亦伤肝脏，导致筋急而爪枯(金克木)。

咸：有软坚散结、泻下的功效，多适用于结节、痰核、热结便秘等症状，如昆布、紫菜等。咸入肾，过食咸味，亦会伤心脏，导致脉凝泣而变色(水克火)。

此外，淡味有渗湿利尿的作用，常用于水肿、小便不利之症，如冬瓜、薏苡仁等。

性和味，是辨识食物的重要依据，从不同的角度说明食物的作用，两者必须综合起来客观地理解；性味相同的食物，功效多相同；性味不同的食物，功效基本不同；性同味异或性异味同的食物，功效也有同有异。只有准确地辨识食物的性味，做到寒热相宜、五味调和，才能趋于健康。

课后思考题

食物的基本性能指的是什么？请分别列举三种以上不同性味的代表食物。

第二节　春季适宜食材

一、粮谷类

燕麦：又名"燕小麦""乌麦""野小麦""雀麦"等(见图3-1)，为禾本科植物，一年生草本，生长于山坡、荒野、道旁，分布于黄河、长江流域。

性味归经：性温(平)；味甘；归脾、胃、大肠、肝经。

功效：补虚、止汗、滑肠、通便。

应用：便秘、多汗者及由肝胃不和所致的食欲不振、嗳吐酸腐之气等。

禁忌：孕妇见红及有流产史者、易腹泻者。

食养推荐：大米、燕麦片、无花果干，煮粥。食材：大米20克、燕麦片20克、无花果干8克，500mL饮用水，为1个成人食用量。

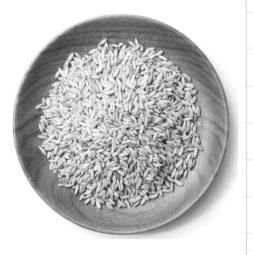

图 3-1　燕麦

荞麦：又名"乌麦""甜荞""荞子""花荞"等，为蓼科植物，一年生草本，我国各地均有栽培。

性味归经：性微寒；味甘、微酸；归脾、胃、大肠经。

功效：健脾益气、消积宽肠、实肠胃、益气力、续精神等。

应用：气虚、糖尿病者及自汗、盗汗、带下、丹毒、烫火伤者。

禁忌：本品不宜多食，否则令人晕眩，消化不良者、脾胃虚寒者忌用。

食养推荐：大米、荞麦、花生，煮粥。食材：大米20克、荞麦20克、花生8克，500mL饮用水，为1个成人食用量。

黑芝麻：又叫"胡麻""油麻""黑脂麻"等，为胡麻科植物，一年生草本，全国各地均有栽培。

性味归经：性平；味甘；归肾、肝、脾、大肠经。

功效：补肝肾益气力、填髓壮骨、润肠。

应用：全身筋骨痛、妇人乳少、便秘、腰腿疼痛、少白头及眼花耳鸣、头癣阴疮等。

禁忌：湿气较大、便溏腹泻者。

食养推荐：大米、黑米、黑芝麻，豆浆机打米糊。食材：大米20克、黑米5克、黑芝麻6克，550mL饮用水，为2个成人食用量。

白芝麻：又叫"白胡麻""白油麻"等，一年生草本，全国各地均有栽培。

性味归经：性平；味甘；归肝、肾、肺、脾经。

功效：补血明目、益肝养发、润肠、通乳、强身体、抗衰老，可使皮肤白皙润泽、滑肠胃、舒经络、通血脉、去头皮屑。

应用：哺乳期妇女，能预防各种皮肤炎症。

禁忌：湿气较大、便溏腹泻者。

食养推荐：小米、红米、白芝麻，豆浆机打米糊。食材：小米20克、红米5克、白芝麻6克，550mL饮用水，为2个成人食用量。

二、蔬菜类

荠菜：又名"护生草""鸡腿草""清明草""银丝芥"(见图3-2)，全国均有分布，江苏、安徽及上海郊区有栽培。

性味归经：性凉；味甘、涩；归肝、心、肺、膀胱经。

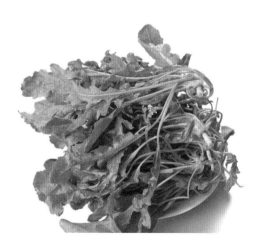

图3-2　荠菜

功效：清肝明目、凉血止血、和脾利水。

应用：高血脂、高血压、肥胖症、便秘等。

禁忌：腹泻人群。

食养推荐：荠菜、鸡蛋。食材：荠菜350克、鸡蛋45克。调料：竹盐、蘑菇粉。

韭菜：又叫"起阳草""壮阳草""长生韭""扁菜""懒人菜"等，为百合科植物，多年生宿根草本，原产于我国，现南北各地普遍栽种。

性味归经：性温；味辛、甘；归胃、肝、肾经。

功效：理气降逆、散血解毒、温肾壮阳、止血补虚、降压、利尿，生吃散瘀，熟吃温补。

应用：体寒、便秘、盗汗等。

禁忌：阴虚内热及疮疡、目疾患者慎用。

食养推荐：韭菜、千张。食材：韭菜300克、千张25克。调料：竹盐、蘑菇粉。

韭黄：又名"韭芽"(见图3-3)，不见光的情况下经软化栽培后生产，我国南北各地普遍栽种。

性味归经：性温；味辛、甘；归肝、肾经。

功效：温中补气、安五脏、消积食、明目。

应用：体寒、遗精等。

禁忌：阴虚内热及疮疡者。

食养推荐：韭黄、肉丝。食材：韭黄300克、猪瘦肉50克。调料：竹盐、蘑菇粉。

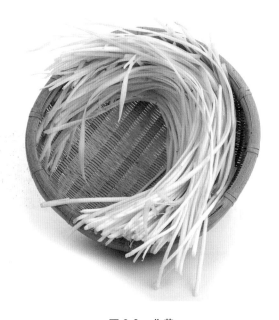

图 3-3　韭黄

NOTE

油菜苗：又名"芸薹"，属于十字花科草本植物，其籽可榨油，故名"油菜"，我国大部分地区都可栽种，以长江流域及其以南各地为最多。

性味归经：性凉；味辛(甘辣)；归肝、脾、肺经。

功效：具有凉血、解毒消肿、润肠通便、活血化瘀、强身健体功效，还可以降低患癌风险，食疗乳房肿块、腹内瘕块结血、产后贫血瘀血等。

应用：习惯性便秘、老人缺钙、血痢、腹痛等。

禁忌：孕早期妇女、目疾患者、小儿麻疹后期及狐臭者等不宜食用。

食养推荐：蒜香油菜苗。食材：油菜苗350克。调料：竹盐、蘑菇粉、蒜末。

莴苣：又名"莴笋""莴菜""千金菜""莴苣笋"等，原产于地中海沿岸，我国除华南地区较少栽培外，现普遍有栽培。

性味归经：性微寒；味甘、微苦；归肝、肾、胃、肺、小肠经。

功效：健脾消积、利尿通乳、清热解毒、宽肠通便、消渴等。

应用：适用于乳汁不通、内热大、高血压、缺铁性贫血等。

禁忌：脾胃虚寒者及产后妇人慎食。

食养推荐：柿子椒、莴笋。食材：柿子椒10克、莴笋300克。调料：竹盐、蘑菇粉。

槐花：又名"洋槐花"，原产我国北部，尤以黄土高原及东北平原、华北平原最常见，我国南北各地普遍栽培。日本、朝鲜、越南也有分布。

性味归经：性凉；味苦；归大肠、肝经。

功效：清肝明目、凉血止血、清肝泻火。

应用：适用于高血压、高血糖、凝血、止血及头痛眩晕等。

禁忌：脾胃虚寒、体寒、生食。

食养推荐：槐花、鸡蛋。食材：槐花150克、鸡蛋35克。调料：竹盐、蘑菇粉。

香椿：又名"山椿""椿芽""香椿头"等，多见于我国华北、华东、华中、西南地区。

性味归经：性平、偏温；味辛、苦；归大肠、胃、肾、肺经。

功效：补虚壮阳、固精、开胃理气、润肤明目、根枝具有杀虫作用。

应用：适用于体寒、痢疾、肠炎、尿道炎、清热解毒、食欲不振及女子崩漏等。

禁忌：内热大、皮肤病患者。

食养推荐：香椿豆腐堆(见图3-4)。食材：香

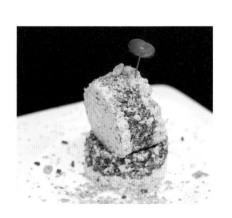

图3-4　香椿豆腐堆

椿80克、豆腐200克、红柿子椒1个。调料：竹盐、蘑菇粉。

生菜：为菊科草本植物，原产于地中海沿岸，我国除华南地区较少栽培外，现普遍有栽培。

性味归经：性凉；味甘、苦；归小肠、脾、肝经。

功效：清热利尿、凉血止血、助发育、降热、明目。

应用：儿童生长发育及磨牙、饮酒过多、降低胆固醇、减肥及食疗浮肿、腹水等。

禁忌：尿频、胃寒者。

食养推荐：蒜蓉生菜。食材：生菜400克。调料：竹盐、蘑菇粉、蒜末。

芹菜：又名"旱芹""药芹""蒲芹"，为伞形科草本植物，原产于地中海沿岸，现我国各地均有栽培。

性味归经：性凉；味甘、微苦；归肝、胃、肺经。

功效：清热平肝、祛风利水。

应用：高血压、高血糖、高血脂、便秘、煤气中毒、肥胖，也适用于头晕目眩、目赤目痛、月经不调、崩漏带下、咳嗽痰多等。

禁忌：脾胃虚寒，易腹泻者。

食养推荐：芹菜、小香干。食材：芹菜250克，小香干30克。调料：竹盐、蘑菇粉。

绿豆芽：又名"豆芽菜""银针菜"，用绿豆加水浸泡后发出的嫩芽。全国各地均有这种蔬菜。

性味归经：性凉；味甘；归肝、心、三焦经。

功效：清热解毒、利尿消暑、利三焦。

应用：适用于牙龈出血、小便短少、次数多及小腹和尿道痛等症。

禁忌：胃寒者慎用。

食养推荐：醋熘绿豆芽。食材：绿豆芽450克。调料：竹盐、蘑菇粉、醋。

黄豆芽：是用黄豆加水浸泡后长出的嫩芽。

性味归经：性平；味甘；归脾、大肠经。

功效：清热利湿、消肿除痹、润肌肤，主治脾胃湿热。

应用：适用于高血脂、大便秘结等。

禁忌：慢性腹泻及脾胃虚寒者。

食养推荐：黄豆芽炒粉条。食材：黄豆芽200克、红薯粉条50克、韭菜30克、葱5克、姜2克。调料：有机花生油、竹盐、松茸蔬食调味料、八大料粉。

豌豆苗：又名"豌豆尖""龙须菜""龙须苗"（见图3-5），我国各地均有栽培。

NOTE

性味归经：性温；味甘、咸；归肾、脾、胃经。

功效：防癌抗癌、通利大便、利尿、止泻、消肿、助消化等。

应用：增强肌体免疫力等。

禁忌：对其过敏者慎食。

食养推荐：豌豆苗拌豆干。食材：豌豆苗300克、香干25克。调料：竹盐、蘑菇粉。

芦笋：又名"石刁柏""龙须菜"(见图3-6)，为百合科植物，多年生宿根草本，原产于欧洲，现我国多个省、市有栽培。

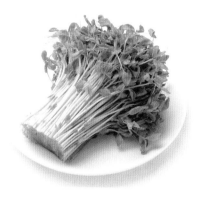

图 3-5　豌豆苗

性味归经：性寒；味甘、咸；归肝、胃、膀胱经。

功效：清热解毒、生津利水，食疗热病口渴、淋病、小便不利等。

应用：高血压、心脏病、水肿、膀胱炎、排尿困难、视力疲劳、白血病的食疗。

禁忌：含有较高嘌呤，痛风病人不宜多食。

食养推荐：芦笋、黑木耳。食材：芦笋150克、黑木耳2克。调料：竹盐、蘑菇粉。

三、水果类

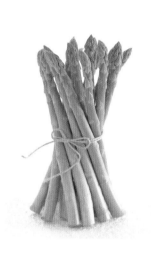

图 3-6　芦笋

草莓：又名"荷兰莓""凤梨草莓""洋莓""红莓""地莓"等，原产南美洲，现我国各地均有栽培，以江苏、河北、安徽、山东、台湾等地为多。

性味归经：性凉；味甘、酸；归脾、胃、肺经。

功效：润肺止咳、开胃消食、明目养肝、润肺生津、健脾和胃、补血益气、凉血解毒。

应用：便秘、贫血、动脉硬化、冠心病等，亦适用于口干咽燥、食欲不振。

禁忌：含有草酸较多，肾结石、尿路结石病人不宜吃过多。胃寒、糖尿病病人不宜食用。

食养推荐：直接食用。

菠萝：又名"黄梨""凤梨"等，属多年生草本，原产中美洲、南美洲，现广泛分布于南北回归线之间，我国台湾、海南、福建、广东、广西、云南等省、地区多有栽培。

性味归经：性微寒；味甘、微酸；归胃、肺、膀胱经。

功效：生津止渴、利小便、解暑、开胃消食。

应用：口干舌燥、支气管炎及肺胃阴虚、烦热不安等。

禁忌：过敏体质、低血压、内脏下垂者等。

食养推荐：直接食用。

樱桃：又名"朱樱""含桃""荆桃""食桃"等(见图3-7)，为蔷薇科植物。

性味归经：性温；味甘、酸；归脾、肝、肾经。

功效：滋肝肾、涩精、祛风除湿、通络止痛等。

应用：瘫痪、四肢麻木、风湿腰腿疼痛、冻疮等。

禁忌：多食令人呕吐。樱桃性属火，能发虚热，诸病皆忌，小儿尤忌。

食养推荐：直接食用。

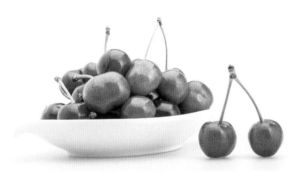

图 3-7　樱桃

课后思考题

从春季粮谷类、蔬菜类和水果类中各选一种常用食材，简述其功效和宜忌。

第三节　夏季适宜食材

一、粮谷类

小麦：又名"淮小麦"等，主产于我国北方地区。

性味归经：性凉；味甘；归心、脾、肾经。

功效：养心安神、健脾益肾、除热止渴、敛汗通淋。

应用：适用于妇人脏燥、烦热消渴、虚汗、慢性泄泻、肾气不足导致小便淋涩、乳痈、烫伤等。

禁忌：气滞、口渴、脾胃湿热者不宜食用。

食养推荐：麦仁粥。食材：大米40克、麦仁20克，600mL饮用水，为1个成人食用量。

NOTE

大黄米：又名"黍米""黄米"等，主产于我国西北、华北地区。

性味归经：性微温；味甘；归肺、脾、胃、大肠经。

功效：益气补肺、补中和胃。

应用：适用于脾胃虚弱、气血不足、痢疾、小儿鹅口疮等。

禁忌：因黏性大，故难以消化，不宜过量食用。

食养推荐：大黄米小米粥。食材：大黄米10克、小米30克，500mL饮用水，为1个成人食用量。

玉米：又名"玉蜀黍""苞谷""苞米""珍珠米"等(见图3-8)，现我国各地均有种植。

性味归经：性平；味甘；归胃、大肠经。

功效：和中开胃、止渴、利尿。

应用：适用于脾胃虚弱、消化不良、饮食减少、水肿及淋症及高血脂、冠心病等常见慢性病的食养等。

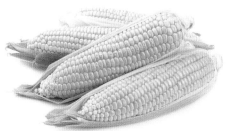

图3-8　玉米

禁忌：玉米发霉后易产生致癌物，不宜食用。

食养推荐：玉米山药粥。食材：玉米糁40克、淮山药40克，500mL饮用水，为1个成人食用量。

红豆：又名"赤豆""红饭豆"等，现我国各地均有种植，主要分布于陕西、四川、湖北、广西等地。

性味归经：性平；味甘、酸；归心、小肠、肾、膀胱经。

功效：健脾、行水消肿、化毒排脓、通乳。

应用：适用于水肿、脚气、疮痈肿毒或乳房胀痛等。

禁忌：因有利尿作用，肾功能不全者不宜食用。

食养推荐：红豆豆浆。食材：红豆10克、生燕麦片30克、腰果6～10粒、无花果2粒，500mL饮用水，为1个成人食用量。

白扁豆：又名"南扁豆""茶豆""峨眉豆""菜豆"等(见图3-9)，现我国南北各地区均有种植。

性味归经：性平；味甘；归脾、胃经。

功效：健脾益气、消暑化湿。

应用：适用于脾虚泄泻、脘腹胀痛、

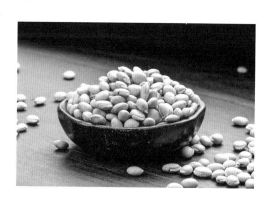

图3-9　白扁豆

白带增多、暑湿吐泻等。

禁忌：一定要彻底煮熟才能食用，否则会出现食物中毒现象。一次不宜食用过多。

食养推荐：扁豆粥。食材：大米30克、白扁豆10克，500mL饮用水，为1个成人食用量。

黄豆：又名"黄大豆""大豆""毛豆"等，现我国各地均有种植。

性味归经：性平；味甘；归脾、胃、大肠经。

功效：健脾益气、导滞通便、解毒消肿。

应用：适用于脾虚食少、乏力消瘦、血虚萎黄等。

禁忌：痛风、腹胀、肾功能衰竭者不宜食用。

食养推荐：燕麦核桃黄豆糊。食材：燕麦40克、黄豆6克、核桃2个、无花果2粒，500mL饮用水，为1个成人食用量。

蚕豆：又名"佛豆""胡豆""南豆""寒豆"等，现我国大部分地区均有种植，以长江以南为主。

性味归经：性平；味甘；归脾、胃经。

功效：健脾化湿、补中益气、涩精实肠、利尿退肿。

应用：适用于脾胃不健、倦怠少气、腹泻便溏、湿热内蕴之水肿、小便不利等。

禁忌：多食易腹胀。蚕豆过敏者和痛风人群、脾胃气虚者不宜食用。

食养推荐：蚕豆粥。食材：大米30克、蚕豆10克，500mL饮用水，为1个成人食用量。

豌豆：又名"毕豆""回回豆""表豆""兰豆"等，现我国各地均有种植。

性味归经：性平；味甘；归脾、胃经。

功效：补中益气、通乳消胀、止泻痢、利小便。

应用：适用于脾胃虚弱之产后乳汁不下、霍乱转筋、脚气、呃逆呕吐、痘疮等。

禁忌：过食易致腹胀。

食养推荐：香菇炒豌豆。食材：泡发香菇适量、鲜豌豆200克。

薏米：又名"薏苡仁""薏仁""珍珠米""苡米"等(见图3-10)，现我国各地均有种植，主产于福建、河北、辽宁等地。

性味归经：性微寒；味甘、淡；归肺、脾、胃、肾经。

功效：健脾止泻、利水渗湿、清热排脓、除痹。

应用：适用于脾虚食少纳差、泄泻、小便不利、水肿、风湿痹痛、四肢拘挛、风湿性关节炎等。

禁忌：汗少、便秘、遗尿者不宜食用。

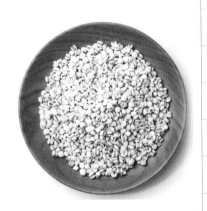

图 3-10 薏米

NOTE

食养推荐：薏米冬瓜汤。食材：薏米20克、冬瓜200克、胡萝卜100克，600mL饮用水，为1人成人食用量。

二、蔬菜类

番茄：又名"西红柿""洋柿子""番柿"等，现我国大部分地区均有种植。

性味归经：性微寒；味甘、酸；归肝、脾、胃经。

功效：健脾开胃、生津止渴、补血润燥、凉血平肝。

应用：适用于胃热口渴、阴虚血热、食欲不振、目昏眼干、口腔溃疡等。

禁忌：脾胃虚寒不宜多食，未成熟的青番茄不宜食用。

食养推荐：番茄炒茄子。食材：番茄60克、茄子300克。

黄瓜：又名"刺瓜""王瓜""胡瓜""青瓜"等，现我国各地均有种植。

性味归经：性凉；味甘；归肺、大肠、胃经。

功效：清热解毒、生津止渴。

应用：适用于目赤肿痛、水火烫伤、热病烦渴、口干舌燥、咽喉肿痛等的食养调理。

禁忌：脾虚泄泻者不宜食用。

食养推荐：黄瓜拌木耳。食材：黄瓜200克、泡发黑木耳20克。调料：香油、竹盐、蘑菇粉各适量，柠檬汁适量。

豇豆角：又名"长豇豆""豆角""角豆"等，现我国大部分地区均有种植。

性味归经：性平；味甘、咸；归脾、肾经。

功效：健脾固肾、利尿除湿。

应用：适用于脾胃虚弱、食少便溏、脾虚带下或肾虚滑精等，也可用于湿热尿浊、小便不利等。

禁忌：一次不宜食用过多。

食养推荐：芝麻粉拌粉蒸豆角。食材：面粉适量、豇豆角500克。调料：芝麻粉、竹盐。

茄子：又名"落苏"，现我国大部分地区均有种植。

性味归经：性凉；味甘；归脾、胃、大肠经。

功效：清热解毒、活血消肿。

应用：适用于热毒疮痈、皮肤溃疡、蜂咬伤等，还可用于血热便血、痔疮出血、跌打损伤疼痛等。

禁忌：肠滑易腹泻者、女性妊娠期间不宜多食。

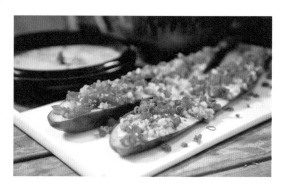

图 3-11　蒜蓉蒸茄子

食养推荐：蒜蓉蒸茄子(见图3-11)。食材：茄子500克、大蒜适量。调料：香油、竹盐各适量。

土豆：又名"马铃薯""山药蛋"等，我国大部分地区均有种植。

性味归经：性平；味甘；归脾、胃经。

功效：健脾益气、解毒。

应用：适用于脾胃虚弱、消化不良、便秘等，也可用于小儿水痘、痄腮等。

禁忌：霉烂或发芽、发绿的土豆不宜食用，否则易引起中毒。

食养推荐：炒香菇土豆片。食材：泡发香菇15克、土豆300克。调料：竹盐、蘑菇粉各适量。

空心菜：又名"蕹菜""通心菜""竹叶菜"等，主产于我国长江流域以南地区。

性味归经：性寒；味甘；归脾经。

功效：清热解毒、凉血利尿、润肠通便。

应用：适用于疮疡肿毒、蛇虫咬伤及食物中毒等，也可用于血热所致鼻衄、咯血、吐血、便血、尿血、热淋、湿热带下症。

禁忌：脾虚泄泻者不宜多食。

食养推荐：凉拌空心菜。食材：空心菜300克、柠檬汁适量。调料：香油、竹盐、蘑菇粉。

苦瓜：又名"癞瓜""凉瓜""锦荔枝"等，我国各地均有种植，主产于两广地区。

性味归经：性寒；味苦；归心、肺、脾、肝经。

功效：清热解暑、明目、解毒。

应用：适用于热病烦渴、中暑、痈肿、痢疾、目赤肿痛、风火牙痛、湿疹等。

禁忌：脾胃虚寒不宜食用。

食养推荐：苦瓜红枣卷(见图3-12)。食材：苦瓜200克、干红枣20克。调料：蜂蜜。

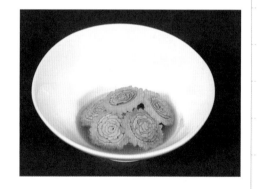

图3-12　苦瓜红枣卷

苋菜：又名"红苋""紫苋菜""清香苋"，现我国各地均有种植。

性味归经：性凉；味甘；归肺、胃经。

功效：清热解毒、利尿、通利大便。

应用：适用于湿热黄疸、小便不利、肠燥便秘等的食养调理。

禁忌：含草酸较多，不宜与含钙高食物同食。

食养推荐：凉拌苋菜。食材：苋菜400克。调料：芝麻盐、香油。

NOTE

丝瓜：又名"天罗瓜""水瓜""天丝瓜""絮瓜"等，现我国各地均有种植。

性味归经：性凉；味甘；归肺、肝经。

功效：清热化痰、凉血解毒、润肺止咳、生津止渴。

应用：适用于痰热咳嗽、咽喉肿痛、痔疮便血等。

禁忌：脾虚便溏者不宜食用。

食养推荐：蒜蓉蒸丝瓜。食材：丝瓜500克、大蒜。调料：竹盐、香油。

冬瓜：又名"白瓜""枕瓜""东瓜"等，现我国各地均有种植。

性味归经：性凉；味甘、淡；归脾、胃、大肠、小肠经。

功效：利水消肿、清热解毒、生津止渴、下气消痰。

应用：适用于肾脏性水肿、妊娠浮肿、肝硬化腹水、痰热喘促及哮喘(可与生姜搭配)。

禁忌：虚寒体质宜少用。

食养推荐：紫菜冬瓜汤。食材：冬瓜300克，紫菜、虾米适量等。调料：竹盐、蘑菇粉等。

洋葱：又名"圆葱""洋葱头"等(见图3-13)，现我国各地均有种植。

性味归经：性温；味甘、辛；归肺、大肠、胃经。

功效：理气和胃、解毒杀虫。

应用：适用于脾胃功能不佳、腹胀、消化不良等。

禁忌：热性病、便秘、瘙痒性皮肤病、红斑狼疮及眼疾、肺胃有炎症者不宜食用。

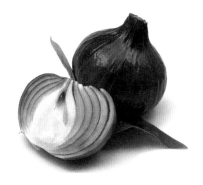

图3-13　洋葱

食养推荐：洋葱拌木耳。食材：洋葱200克、泡发黑木耳20克。调料：香油、竹盐、蘑菇粉等。

刀豆：又名"大刀豆""马刀豆""大弋豆""关刀豆"等，主产于我国长江流域及南方各省。

性味归经：性温；味甘；归胃、大肠、肾经。

功效：和中下气、温肾助阳、活血化瘀。

应用：适用于胃气上逆呃逆、反胃呕吐、肾阳虚腰痛、血瘀所致腰痛、妇女经闭等。

禁忌：不宜生食，以免发生中毒，胃热者不宜食用。

食养推荐：小炒刀豆丝。食材：刀豆500克、红椒适量。调料：竹盐、蘑菇粉、蒜、油等。

番薯：又名"红薯""甘薯""土瓜""白薯"(见图3-14)，我国各地均有种植。

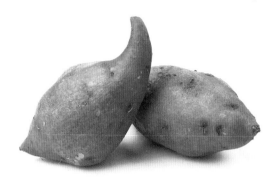

图 3-14 番薯

性味归经：性平；味甘；归脾、肾经。

功效：补益脾胃、生津止渴、通利大便。

应用：适用于脾胃虚弱所致的神疲乏力、少气懒言，也可用于烦热口渴(生食)和习惯性便秘、阳虚小便频多等。

禁忌：消化性溃疡、胃炎、胆囊炎、消化不良者不宜多食。

食养推荐：玉米糁番薯粥。食材：玉米40克、番薯50克。

南瓜：又名"金瓜""北瓜""倭瓜""番瓜"等，现我国各地均有种植。

性味归经：性温；味甘；归肺、脾、胃经。

功效：补中益气、解毒消肿。

应用：适用于脾胃气虚、营养不良，肺痈、水火烫伤等。

禁忌：不宜多食，多食宜生湿发黄。黄疸、气滞湿阻者不宜多食。

食养推荐：南瓜馒头。食材：面粉适量、南瓜适量。

茼蒿：又名"蒿菜""皇帝菜""蓬蒿""菊花菜"等，现我国大部分地区均有种植。

性味归经：性平；味辛、甘；归心、脾、胃经。

功效：温养脾胃、化痰理气、安心神。

应用：适用于脾胃不和、消化不良、嗝中臭气、心烦不安、痰多咳嗽、小便不利等。

禁忌：茼蒿属于发物，患疮毒者不宜食用，腹泻者也不宜多食。

食养推荐：麻酱拌茼蒿。食材：茼蒿500克。调料：竹盐、芝麻酱、蒜蓉、香油等。

芥蓝：又名"芥兰""白花芥蓝"等，主产于我国广东、广西、福建、台湾等地。

性味归经：性平；味甘、辛；归肺、肝、胃经。

NOTE

功效：化痰开胃、清热明目。

应用：适用于中暑、咳喘、咽喉肿痛、便秘、目视不明等。

禁忌：久食耗气，阳虚、气虚者不宜多食。

食养推荐：白灼芥蓝。食材：芥蓝500克。调料：香油、竹盐、蒜、香菇粉等。

茭白：又名"茭瓜""茭笋"等，现我国大部分地区均有种植。

性味归经：性寒；味甘；归肺、肝、脾、胃经。

功效：清热生津、除湿利尿、通利大便、解毒催乳。

应用：适用于烦热口渴、咽干、湿热、小便不利、黄疸目赤、乳汁不下、疮疡肿毒等。

禁忌：胃寒、便溏、肾病、胆结石、尿路结石者不宜食用。

食养推荐：双椒炒茭白。食材：茭白200克、青红椒各适量。调料：竹盐、油、香菇粉等。

三、水果类

杏：又名"杏实""杏果"，现我国的华北、西北、华东地区种植较多，主产于江苏、河北、宁夏等地。

性味归经：性温；味酸、甘；归肺、心经。

功效：生津止渴、止咳定喘。

应用：适用于口渴咽干和伤风感冒所致的咳嗽、痰多、气喘等。

禁忌：患皮肤痒疹者不宜食用，多食易伤筋骨。

食养推荐：直接食用。

枇杷：又名"枇杷果""金丸"（见图3-15），现我国各地均有种植，主产于浙江、苏州、福建等地。

性味归经：性凉；味甘、酸；归脾、肺、肝经。

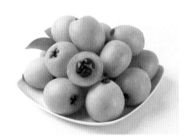

功效：润肺下气、化痰止咳、和胃止呕。

应用：适用于肺热咳嗽、烦渴、呕逆者。

禁忌：脾胃虚寒者不宜食用。

图 3-15　枇杷

食养推荐：直接食用。

桃：又名"寿桃""甜桃""寿果"等，我国除黑龙江外均有种植，主产于华北、华东地区。

性味归经：性温；味甘、酸；归肝、肺、大肠经。

功效：生津润肠、活血消积。

应用：适用于津少口渴、肠燥便秘、积聚闭经人群。

禁忌：不可多食，多食易腹胀。有内热生疮、毛囊炎、面部痤疮者也不宜食用。

食养推荐：直接食用。

桂圆：又名"龙眼"(见图3-16)，主产于广东、广西、福建、台湾等地。

性味归经：性温；味甘；归心、脾经。

功效：补益心脾、养血安神。

应用：适用于心脾两虚、疲劳乏力、心悸怔忡、失眠健忘、面色萎黄、月经不调人群。

禁忌：湿阻中满、痰火者不宜食用。

食养推荐：直接食用或煮粥食用。

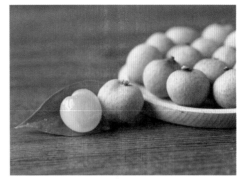

图 3-16　桂圆

荔枝：又名"荔支""丹荔""火山荔"等，主产于我国广东、广西等地。

性味归经：性温；味甘、酸；归脾、胃、肝经。

功效：健脾行气、补益肝血、消肿止痛。

应用：适用于脾虚久泻、血虚心悸、头晕以及胃痛呃逆等。

禁忌：皮肤生疮疖、胃热口苦、阴虚火旺及糖尿病病人不宜食用。

食养推荐：直接食用。

葡萄：又名"蒲桃""草龙珠""菩提子"等，主产于我国新疆、辽宁、安徽、河北、河南等地。

性味归经：性平；味甘、酸；归肺、脾、肾经。

功效：补益肝肾、益气血、生津液、强筋骨、利小便。

应用：适用于气血不足、贫血萎黄、疲劳乏力、肺虚咳嗽、筋骨无力等。

禁忌：内热者不宜多食，葡萄含糖量较多，多食会令人烦闷。

食养推荐：直接食用。

无花果：又名"文仙果""品仙果""奶浆果"等(见图3-17)，现我国南北地区均有种植，主产于新疆、河南等地。

性味归经：性平；味甘；归肺、脾、大肠经。

功效：润肺止咳、健脾开胃、清热生津、双向调节肠道。

应用：适用于消化不良、久泻不止、痢疾或大便秘结，也可用于肺热声嘶、咽喉肿痛。

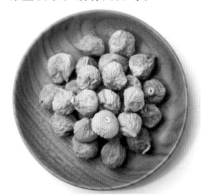

图 3-17　无花果干

NOTE

禁忌：一般人皆可食用。

食养推荐：直接食用或煮粥食用。

李：又名"李子""李实"等，现我国大部分地区均有种植。

性味归经：性平；味甘、酸；归肝、脾、肾经。

功效：清肝除热、生津止渴、消积、利水。

应用：适用于肝虚有热、虚劳骨蒸、胃阴不足、食积者。

禁忌：溃疡病、急慢性肠炎者不宜食用。过量食用损脾胃、伤齿。

食养推荐：直接食用。

西瓜：又名"寒瓜""夏瓜""水瓜"等，现我国各地均有种植，以新疆、甘肃、山东为优。

性味归经：性寒；味甘；归心、胃、膀胱经。

功效：清热解暑、生津止渴、除烦利尿。

应用：适用于暑热津伤烦渴、小便不利、水肿等，还可用于心火上炎所致小便短赤、黄疸等。

禁忌：脾胃虚寒者不宜食用。

食养推荐：直接食用。

甜瓜：又名"香瓜""甘瓜""果瓜"等，现我国各地均有种植。如白兰瓜、绿宝甜瓜(见图3-18)等。

性味归经：性寒；味甘；归心、胃经。

功效：清热解暑、除烦止渴。

应用：适用于暑热所致的胸膈满闷不适、中暑、食欲不振、烦热口渴，以及膀胱有热、小便不利等。

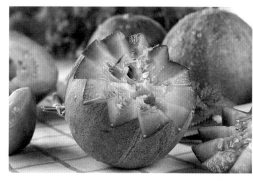

图 3-18　绿宝甜瓜

禁忌：脾胃虚寒、便溏者不宜食用。

食养推荐：直接食用。

榴梿：主产于我国广东、海南等地。

性味归经：性热；味甘；归胃、大肠经。

功效：温中开胃、散寒止泻。

应用：适用于寒性胃痛、痛经、痢疾、泄泻、贫血、骨质疏松人群。

禁忌：阴虚火旺易口舌生疮者慎食；肥胖、糖尿病患者慎食。榴梿富含膳食纤维，在肠道内会吸水膨胀，可引起便秘，故不宜多食。

食养推荐：直接食用。

蓝莓：又名"蓝梅"等，主产于黑龙江、辽宁、吉林等地。

性味归经：性平；味酸、甘；归肝、肾、膀胱、大肠经。

功效：补益肝肾、明目、止痢。

应用：适用于过度用眼引起的视力减退。

禁忌：便秘者不宜食用。

食养推荐：直接食用。

山竹：又名"山竹子""黄牙果""凤果"等，主产于我国广东、广西、海南等地。

性味归经：性凉；味甘、酸；归肺、脾、大肠经。

功效：清热泻火、补阴生津、化痰止咳。

应用：适用于口腔炎、牙周炎、口干舌燥、胃火旺盛、胃炎、胃及十二指肠溃疡，可解酒、解暑，外用可用于烧烫伤、湿疹。

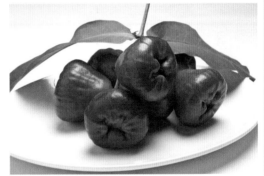

禁忌：山竹富含纤维，在肠胃中吸水膨胀，不宜过多食用，否则引起便秘。含糖分较高，肥胖及糖尿病患者不宜食用。

食养推荐：直接食用。

莲雾：又名"洋蒲桃""水蒲"(见图3-19)，主产于我国广东、广西、台湾等地。

图 3-19　莲雾

性味归经：性凉；味甘；归肺、脾、胃经。

功效：润肺止咳、利尿消肿、生津止渴、止泻。

应用：适用于咽干口渴、肺燥咳嗽等。另外，也适用于高血压、肥胖症、糖尿病人群。

禁忌：脾胃虚寒及多尿者不宜食用。

食养推荐：直接食用。

桑葚：又名"桑葚子""桑实""桑果""乌桑""桑椹"等，现我国大部分地区均有种植。

性味归经：性寒；味甘；归肝、肾经。

功效：补肝益肾、生津润肠、乌发明目。

应用：适用于肝肾不足引起的目昏耳鸣、失眠多梦、须发早白、腰膝酸软、身疲健忘，也可用于肠燥便秘等。

禁忌：脾胃虚寒及腹泻者不宜食用。

食养推荐：直接食用或干制后煮粥食用。

杜果：又名"芒果""望果""檬果"，主产于我国广东、广西、福建、台湾等地。

性味归经：性凉；味甘、酸；归肝、肺、脾、胃经。

功效：益胃止呕、生津止渴、利尿。

应用：适用于胃热口渴、呕吐、眩晕、恶心欲吐者。

禁忌：杜果助湿，有湿疹、脚气等人群不宜食用。

食养推荐：直接食用。

木瓜：又名"万寿果"等，主产于我国广东、广西、福建、四川等地。

性味归经：性温；味酸；归肝、脾经。

功效：舒筋活络、和胃化湿。

应用：适用于风湿痹痛、筋脉拘挛、脚气肿痛等，也适用于湿阻中焦及升降失常导致的呕吐、泄泻、腹痛转筋等。

禁忌：胃酸过多者不宜食用。

食养推荐：直接食用。

火龙果：又名"红龙果""龙珠果"(见图3-20)，产于我国广东、广西、福建、海南等地。

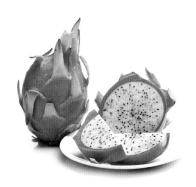

图 3-20　火龙果

性味归经：性凉；味甘、淡；归肺、大肠、胃经。

功效：清热生津、润肠通便。

应用：适用于口干舌燥、口舌生疮、胃炎、便秘、重金属中毒、早衰、痔疮等。

禁忌：脾胃虚寒者不宜多食。

食养推荐：直接食用或蒸熟食用。

红毛丹：又名"毛荔枝""红毛果"等(见图3-21)，主产于我国海南、台湾等地。

性味归经：性温；味甘、酸；归脾、大肠经。

功效：温中散寒、解毒止痢、止泻。

应用：适用于痢疾、泄泻、腹痛者。

禁忌：有口干舌燥、扁桃体发炎、青春痘、高血压、口臭、便秘、痔疮、热咳等热性病者不宜多吃。

食养推荐：直接食用。

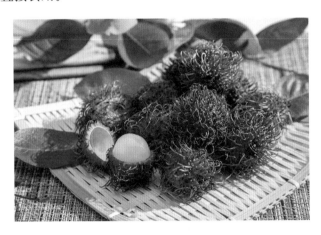

图 3-21　红毛丹

菱角：又名"水菱""菱实""水栗"等，生长于沼泽中，主产于我国南方地区。

性味归经：性凉；味甘；归脾、胃经。

功效：清暑热、益气健脾。

应用：生食适用于暑热烦渴，熟食适用于脾虚泄泻、气短乏力等。

禁忌：痢疾者不宜食用。多食令人腹胀，损阳气。

食养推荐：生食、熟食均可。

课后思考题

从夏季粮谷类、蔬菜类和水果类中各选一种常用食材，简述其功效和宜忌。

第四节　秋季适宜食材

一、粮谷类

粳米：粳米是稻米的一种，又叫"大米"，为禾本科草本植物稻的种子，一年生草本。现我国各地均有栽培，主要生长于淮河秦岭以北区域。

性味归经：性平；味甘；归脾、胃经。

功效：补中益气、健脾和胃、除烦渴、止泻痢、充五脏、生精髓。

应用：痢疾、泄泻、体虚、脾胃虚弱、消化不良、倦怠、胸闷者。

NOTE

禁忌：粳米食用过多，可以提高血糖指数，对糖尿病患者不宜。另外，干燥综合征或者更年期综合征及阴虚、蓄热者不宜炒食。

食养推荐：粳米、红枣。食材：粳米40克，红枣3粒，500mL饮用水，为1个成人食用量。

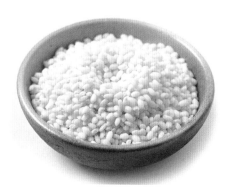

图3-22　糯米

糯米：为稻米的一种，又叫"江米""元米""稻米"（见图3-22），为禾本科植物糯稻的种子。米粒中多含有糊精，黏性最强，胀性较小，一年生草本。我国大部分地区均有栽培。

性味归经：性温；味甘；归脾、胃、肺经。

功效：补中益气、健脾止泻、解毒。

应用：辅助食疗脾胃虚寒泄泻、呕吐腹泻、消渴尿多、自汗、痘疮、痔疮。

禁忌：痰湿及痰热风病者不宜食用。糯米中的淀粉为支链淀粉，做成糕饼更难消化。

食养推荐：糯米、枸杞。食材：糯米25克，枸杞9粒，500mL饮用水，为1个成人食用量。

高粱：学名叫"蜀黍"，又叫"木稷""芦檫""桃黍"等（见图3-23），为禾本科植物蜀黍的种子，一年生草本。现我国各地均有栽培，以东北高粱最为有名。高粱分红、白两种。

性味归经：性温；味甘、涩；归脾、胃经。

功效：和胃、消积、温中、涩肠胃、止霍乱。

应用：适用于脾虚湿困、消化不良、湿热下痢、小便不利等症；化痰安神，对肠胃虚弱引起的慢性肠炎、泄泻、痰湿过多、咳嗽、失眠、多梦者有效。

禁忌：大便燥结及便秘者少食，糖尿病患者少食。

食养推荐：高粱面馒头。食材：高粱面、小麦粉。

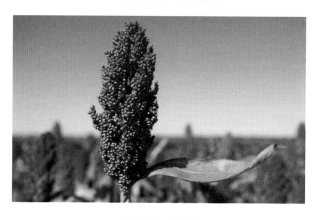

图3-23　高粱

二、蔬菜类

卷心菜：又叫"结球甘蓝""包菜""莲花白""洋白菜"，为十字花科甘蓝的一个变种，我国各地均有栽培，为主要蔬菜之一。

性味归经：性平；味甘；归肠、胃经。

功效：固肾壮骨、健胃通络、利尿解毒。

应用：益脾和胃、缓急止痛，含有维生素U，对胃及十二指肠溃疡有特殊的食疗功效，亦可保护胆囊。祛湿热，健胃，止痛，固肾，强筋骨。

禁忌：诸无所忌。

食养推荐：手撕卷心菜。食材：卷心菜400克。

菠菜：又叫"赤根菜""波斯菜"等，为藜科草本植物菠菜的茎和叶。原产伊朗，唐朝时传入我国，现各地均有栽培，为主要绿叶菜之一。

性味归经：性凉；味甘；归肺、胃经。

功效：滋阴润燥、养血止血、润肠通便。

应用：含有丰富的β-胡萝卜素，可在人体内转化成维生素A，用来缓解夜盲症、干眼症等，还是痔疮、便秘、鼻衄、牙龈出血等以及糖尿病、坏血病的食疗佳品。

禁忌：体虚便溏、肾炎、肾结石患者不宜食用。

食养推荐：菠菜、芝麻酱。食材：菠菜450克，芝麻酱3克。

山药：又名"薯蓣""山芋""玉延"等，为薯蓣科植物薯蓣的块茎，我国现各地均有栽培。

性味归经：性平偏温；味甘；归肺、脾、肾经。

功效：健脾、养肺、固肾、益精。

应用：适用于脾虚食少、便溏泄泻、久痢、四肢倦怠、遗精遗尿、慢性肾炎、肺虚久咳、气喘自汗、糖尿病、冻疮、乳腺增生的食疗调理。山药含有大量黏液蛋白，这是一种多糖蛋白的混合物，能预防心血管系统的脂肪沉积，保持血管弹性，防止动脉粥样硬化，并对减肥有一定益处。

禁忌：湿盛中满或有实邪、积滞者禁食。

食养推荐：黑木耳、山药。食材：山药250克，泡发黑木耳30克。

胡萝卜：又叫"红萝卜""黄萝卜""丁香萝卜""金笋"等，为伞形科植物胡萝卜的根，原产于地中海地区，现我国各地普遍栽种。

性味归经：性平、微温；味甘；归肺、脾、肝经。

功效：清热解毒、化痰止咳、养肝明目、理肠下气、健脾化食。

应用：适用于夜盲症、角膜干燥症、高热毒炽、胸膈满闷、百日咳、便秘、头皮痒和多屑症的膳食调理。

禁忌：忌与过多的醋酸同食，否则会破坏其中的胡萝卜素。

NOTE

食养推荐：粉蒸胡萝卜丝。食材：胡萝卜300克。

莲藕：又叫"藕"，现在我国大部分地区均有种植，中部、南部地区种植较多。

性味归经：生者性凉，熟者性温；味甘；归心、脾、胃经。

功效：生用有清热生津、凉血、散瘀之功效；熟用有健脾、开胃、补血、止泻、增进食欲之功效。

应用：生藕适用于热病烦渴、吐血、咯血、崩漏下血、肺胃阴虚干咳、食欲不振、久痢久泻的膳食调理；熟藕适用于健脾开胃、益血生肌、消食止泻，对贫血、体虚、营养不良、高血压、高血脂、习惯性便秘及肝病患者有较好的疗效。

禁忌：生食不宜过多。

食养推荐：姜汁、莲藕。食材：生姜10克，莲藕300克。

秋葵：又叫"黄秋葵""羊角豆""潺茄"，为锦葵科一年生草本植物秋葵的嫩蒴果。原产于非洲，现我国栽培较少。

性味归经：性平；味苦。

功效：清热利湿、归脾、膀胱经、固肾、补虚。

应用：适用于尿路感染、水肿，帮助消化，增强体力，防癌抗癌，延长青春期。

禁忌：胃肠虚寒，经常腹泻的人不可多食。

食养推荐：白灼秋葵。食材：秋葵300克，竹盐、蘑菇粉适量。

芋头：又叫"芋""芋芳""芋根""毛芋""土芝"等，为天南星科植物芋的地下球茎，原产于东南亚，现我国南方栽培较多。

性味归经：性平；味甘、辛；归胃、大肠经。

功效：补气益肾、宽肠散结、消炎镇痛、破血散瘀。

应用：适用于久痢便血、便秘脱肛、肿毒、结核、牛皮癣、疖、疣、鸡眼、火烫伤等症。

禁忌：含毒，不能生吃；含有大量淀粉和碳水化合物，糖尿病患者不宜食用，多食气滞腹胀。

辣椒：又叫"番椒""秦椒""辣茄"，为茄科植物辣椒的果实。成椒为绿色，成熟后渐变为红色，原产于南美洲，现在全国各地均有栽培。

性味归经：性热；味辛；归肺、脾、胃经。

功效：开胃消食、温中下气、活血消肿、防风祛湿、散寒解郁。

应用：适用于胃寒引起的消化不良、风湿性关节炎、冻疮、偏头痛、腋臭、肠道寄生虫、腹寒性痛经、伤风感冒等症的膳食调理。因辣椒含有大量维生素C，可增强血管壁弹性，防治坏血病。

禁忌：患有咽喉炎、胃溃疡、痔漏、肛裂、高血压、肺结核、高烧、疖肿者不宜食用。

食养推荐：青椒土豆。食材：青椒100克，土豆300克。

西葫芦：又叫"美国南瓜""云南小瓜"，为葫芦科草本植物西葫芦的果实，原产于南美洲，现我国北方普遍栽培。

性味归经：性凉；味甘、淡；归肺、肾、膀胱经。

功效：清热利尿、润肺止咳、消肿散结。

应用：适用于烦躁不寐、肺燥咳嗽、热淋、水肿、肾炎、热性便秘、肝硬化腹水、皮肤粗糙干燥者。

禁忌：脾胃虚寒人群应少食。

食养推荐：西红柿炖西葫芦。食材：西葫芦250克，西红柿150克。

黄花菜：又叫"金针菜""忘忧草"（见图3-24），为百合科植物的花蕾，多年生宿根草本。现在我国南北各地均有栽种。

性味归经：性平；味甘；归脾、肝、肾经。

功效：清热利湿、宽胸解郁、凉血解毒、通结气、利肠胃。

应用：可用于感冒、腮腺炎、头晕耳鸣、心悸烦扰、小便涩痛、尿道炎、水肿、乳腺炎、黄疸、牙痛、吐血、便血、贫血、月经量过少、产后乳汁不足、老年性头晕的食疗调理。黄花菜中含有秋水仙碱，是治疗痛风的特效食物。

禁忌：黄花菜不宜吃新鲜的，可引起中毒，需蒸煮晒干后食用。

食养推荐：黄花菜拌黄瓜。食材：黄花菜200克，黄瓜100克。

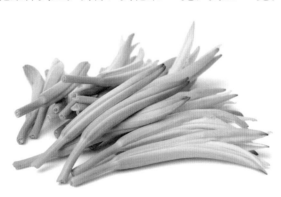

图 3-24　黄花菜

三、水果类

苹果：现在我国华北、西北和四川等地均有栽培。每年秋季采摘。

性味归经：性凉；味甘、微酸；归脾、胃经。

功效：生津止渴、清热除烦、益脾止泻，有润肺悦心、补中益气及清热化痰的功效。

应用：辅助食疗高血压、消化不良、便秘等症。对儿童消化不良、腹痛泄泻

NOTE

有效。

禁忌：多食涩脉滞气、发热生痰。糖尿病患者和心肾功能较差者宜少食。吃苹果最好不削皮，苹果中可以降低胆固醇的果胶大部分在皮上。苹果不宜与海味同食，海味与含有鞣酸的水果同吃易引起腹痛、恶心、呕吐等。

食养推荐：直接食用。

梨：又叫"快果""玉乳"等，为蔷薇科植物梨的果实。每年秋季采收。

性味归经：性凉；味甘、微酸；归肺、胃经。

功效：清热生津、润燥化痰，有助消化、退烧、化痰止咳和解酒的作用。生食清六腑之热，熟食滋五脏之阴。

应用：适用于津液不足、口渴、肺热性咳嗽、痰黄、咽喉干痒、嘶哑、急慢性支气管炎、儿童百日咳、肺结核、习惯性便秘、呼吸道癌、放射性化疗以后食疗有效。

禁忌：过多食用会伤脾胃。脾胃虚寒、便溏腹泻和咳嗽无热者忌食。忌与鹅肉、蟹同食。

食养推荐：直接食用。

柿子：现在我国华东、中南、四川、陕西、甘肃、河北等地均有栽培。每年秋冬季采收。

性味归经：性寒凉；味甘、微涩；归肺、胃、大肠经。

功效：清热生津、润肺止咳、涩肠止血。

应用：肺燥咳嗽、反胃呕吐、吐血咯血、血淋痢疾、痔漏下血。

禁忌：脾胃虚寒、便溏腹泻或痰湿内盛的咳嗽忌食。忌空腹食柿子，否则容易引起结石。忌与螃蟹同食，否则令人腹泻。不宜与海鲜、土豆、红薯、白薯、鹅肉同食。忌与酒同食。柿子中含有的鞣质会影响人体对铁的吸收，所以缺铁者慎食。

食养推荐：直接食用或者制饼。

橘子：又叫"黄橘"，为芸香科植物福橘或朱橘等多种橘类的成熟果实。现在我国四川、浙江、广西、广东等地有栽培。每年秋冬季采收。

性味归经：性凉；味甘、酸；归肺、胃经。

功效：理气润肺、醒酒止痢，有开胃理气、止咳润肺的作用。

应用：对急慢性支气管炎、咳嗽、多痰、胸闷、消化不良、食欲不振、恶心、呕吐、心肌梗死、心血管疾病、醒酒有效。橘络含有丰富的维生素P，可用于高血压的辅助食疗。

禁忌：不宜多食，过量容易出现皮肤黄染、口腔溃疡、牙周炎、舌炎、咽炎等。糖尿病、胃溃疡、泌尿结石之人忌食；气虚及阴虚干咳无痰咯血之人忌食橘皮、橘红。

食养推荐：直接食用或榨汁。

柑：是芸香科柑橘属植物。主要分布于湖南、江西、四川、福建、浙江、广西、湖北、广东和重庆等地。

性味归经：性凉；味甘、酸；归胃、膀胱经。

功效：生津止渴、和中开胃、行气、醒酒、利尿、利肠道解热毒、解丹石，止暴渴。

应用：辅助食疗胸满烦热，止暴渴、利小便、醒酒。

禁忌：多食生寒痰，脾胃虚寒、肺寒咳嗽者忌食。忌与蟹同食。

食养推荐：直接食用或榨汁。

石榴：又叫"安石榴"，为石榴科植物石榴的果实。现在我国大部分地区均有栽培。每年秋季采收。

性味归经：性温、平；味甘、酸、涩；归胃、大肠经。

功效：有收涩止泻、生津止渴、杀虫的作用。

应用：对夏季口渴、干燥、久泻、便稀、白带异常、口臭、扁桃体炎、咽喉炎、慢性萎缩性胃炎、胃阴不足、胃酸缺乏者有效。

食养推荐：直接食用。

山楂：又叫"红果""酸楂"等，为蔷薇科植物山楂的果实。主要生长于黑龙江、内蒙古、河北、河南、山东、山西、江苏等地区。

性味归经：性微温；味甘、酸；归脾、胃、肝经。

功效：消食化积、散瘀活血、驱绦虫。

应用：用于辅助食疗饮食积滞、胸腹痞满、血瘀闭经、肉积、痰饮、吞酸、泻痢、肠风、腰痛、疝气、产后枕痛、恶露不尽等症。

禁忌：山楂消食是通过破气消积滞的，多食耗气、损齿、易饥。空腹、羸弱者、虚病后忌之。龋齿、脾胃虚弱、胃酸过多、消化性溃疡者也不宜食用。不宜与海鲜类、鱼类同食。服用滋补药品期间及服用人参者忌食。忌和四环素同吃。

食养推荐：直接食用。

大枣：为李科枣属植物。大枣产地分布广泛，如新疆、甘肃、陕西、山西、河北、山东、河南等地区。

性味归经：性温；味甘；归脾、胃经。

功效：清肝涤热、生津、利水、补虚益气、养血安神、健脾和胃。

应用：适用于辅助食疗妊娠呕吐，对病后体虚的人有滋补作用。对女性美容养颜以及更年期的潮热出汗、情绪不稳也有调理作用。

禁忌：鲜枣甘凉利肠胃，助湿热，多食患胀泻、热渴，小儿尤忌。湿热内盛者、小儿疳积和寄生虫病儿忌食；牙病疼痛者忌食；痰浊偏盛、腹部胀满、肥胖者忌多食常食；糖尿病患者切忌多食；多食能助热、损齿、生痰。

食养推荐：直接食用。

柠檬：又叫"药果""柠果"，别名"益母果"。现在我国江苏、浙江、江西、福建、湖南都有栽培。

性味归经：性微寒；味极酸；归胃、肝、肺经。

功效：清热解暑、生津止渴、和胃安胎、祛暑。

应用：适用于辅助食疗孕妇食少、胎动不安等症。对肾结石、高血压、心肌梗死有效；可保护血管，改善血液循环，润泽皮肤，预防雀斑、黑斑等皮肤色素沉淀。

禁忌：味酸，过食伤齿，十二指肠溃疡或胃酸过多者慎用。

食养推荐：直接泡水喝。

哈密瓜：甜瓜的一种变种，为葫芦科植物甜瓜的果实，产于新疆哈密等地区。每年7—8月份采收。

性味归经：性寒；味甘；归心、胃经。

功效：清暑除烦、止渴利尿。

应用：适用于辅助食疗鼻糜烂生疮、小便短赤等症。

禁忌：性寒凉，不宜吃得过多，以免引起腹泻。患有脚气病、黄疸、腹胀、便溏、寒性咳喘者及产后、病后者不宜食用。哈密瓜含糖较多，糖尿病患者慎用。

食养推荐：直接食用或榨汁。

橙子：为芸香科植物香橙的果实(见图3-25)。现在我国华东、西南、湖南、湖北多有栽培。每年秋冬季采收。

性味归经：性微凉；味甘、酸；归胃、肺经。

功效：生津止渴、开胃下气，有止吐、宽胸膈、解酒、除鱼毒和蟹毒的作用。

应用：适用于辅助食疗感冒久咳不愈等。对胸闷、脘腹胀满、恶心、呕吐和饮酒过多者有效。

禁忌：多食伤肝气。贫血病人不宜多食。橙中含鞣质较多，能与铁结合，不利铁在体内吸收。

食养推荐：直接食用或榨汁。

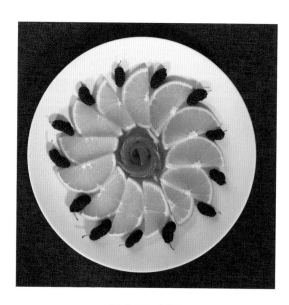

图3-25 橙子

香蕉：为芭蕉科植物香蕉的果实，属多年生草本。现在我国广西、广东、云南、福建等地均有栽培。每年秋季采收。

性味归经：性凉；味甘；归胃、大肠经。

功效：益胃生津、养阴润燥，有清热、润肠、解毒的作用。现代医学认为香蕉对胃溃疡有一定的保护作用。

应用：可辅助食疗热病烦渴、便秘、痔血等症。

禁忌：肺胃有热者宜生食。脾胃虚寒胃痛、腹泻者不宜食。风寒感冒、女性经期、体寒痛经、慢性肠炎、风湿性关节炎、肾炎病人要慎食。不宜与白薯同食。

食养推荐：蒸香蕉。

阳桃：又叫"洋桃"，为酢浆草科植物阳桃的果实(见图3-26)。

性味归经：性寒；味甘、酸；归肺、心、小肠经。

功效：有清热、生津、利水、解毒的作用。

应用：适用于辅助食疗风热咳嗽、烦渴、口糜、牙痛、石淋等症。

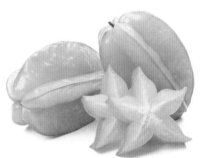

图3-26 阳桃

禁忌：肺弱、胃寒、容易患腹泻者及肾脏病患者不宜多吃。

食养推荐：直接食用或榨汁。

🍽 课后思考题

请列举至少三种秋季蔬果类食材，并说出相应的功效及应用。

第五节 冬季适宜食材

一、粮谷类

小米：又名"粟米""粟谷"等，主要种植于我国北方地区。

性味归经：性凉；味甘、咸；归脾、胃、肾经。

功效：健脾固肾、滋阴、清热。

应用：适用于脾胃虚弱、胃热、食欲不振、糖尿病等。

禁忌：胃寒、小便清长者不宜食用。

食养推荐：小米山药粥。材料：小米30克、淮山药40克，500mL饮用水，为1个成人食用量。

黑米：又名"黑粳米"，主产于我国陕西、贵州、湖南等地。

NOTE

性味归经：性平；味甘；归脾、胃、肾经。

功效：健脾固肾、滋阴明目。

应用：适用于贫血、视力下降、白发、病后体虚等。

禁忌：消化不良者不宜食用。

食养推荐：黑米核桃粥(见图3-27)。食材：大米30克、黑米5克、核桃2个，500mL饮用水，为1个成人食用量。

黑豆：又名"乌豆""黑大豆"，现我国各地均有种植。

性味归经：性平；味甘；归脾、肾经。

功效：健脾利湿、固肾、活血祛风。

应用：适用于肾虚腰痛、头昏目暗、脾虚水肿等。

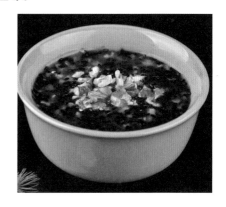

图 3-27　黑米核桃粥

禁忌：尿酸高者不宜食用。

食养推荐：黑豆粥。食材：大米30克、黑豆10克、红枣2~3枚，500mL饮用水，为1个成人食用量。

鹰嘴豆：又名"鹰咀豆""鸡豆"等(见图3-28)，主产于我国甘肃、青海、新疆、陕西等地。

性味归经：性平；味甘；归脾、胃、肾经。

功效：健脾益气、固肾壮骨。

应用：适用于骨质疏松、高血糖、高血脂患者，及心脑血管疾病的人群。

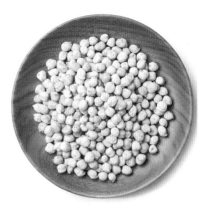

图 3-28　鹰嘴豆

禁忌：低血糖及尿酸高人群不宜食用。

食养推荐：小米鹰嘴豆葡萄干粥。食材：小米30克、鹰嘴豆10克、葡萄干6~9粒，500mL饮用水，为1个成人食用量。

二、蔬菜类

白萝卜：又名"菜菔"，现我国各地均有种植。

性味归经：生者性凉；味辛、甘。熟者性平；味甘；归肺、脾、胃、大肠经。

功效：消食导滞、宽中下气、化痰止咳、生津止渴。

应用：助消化，增食欲，适用于食积腹胀、痰多咳嗽、咽喉肿痛等。

禁忌：气虚者少食，脾胃虚寒者不宜生食。

食养推荐：白萝卜蒸蜂蜜。食材：白萝卜长约10厘米、蜂蜜1汤匙。

白菜：又名"菘菜""黄芽白菜""结球白菜"，现我国各地均有种植。

性味归经：性平；味甘；归肺、胃、膀胱、大肠、小肠经。

功效：清热除烦、利小便。

应用：适用于胃热口渴、唇舌干燥、大便秘结、气管炎、咳嗽、小便不利等症。

禁忌：脾虚泄泻者不宜食用。

食养推荐：白菜炖豆腐。食材：白菜300克、北豆腐一小块、粉条适量。

小白菜：又名"油白菜""青菜""菘菜"等(见图3-29)，现我国各地均有种植。

性味归经：性凉；味甘；归肺、胃和大、小肠经。

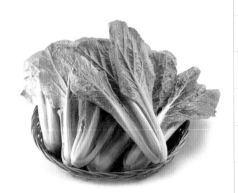

图 3-29 小白菜

功效：清热除烦、消食利肠、生津止渴、化痰止咳。

应用：适用于肺热咳嗽、食积、便秘、小便不利、心中烦热、醉酒等。

禁忌：小白菜不宜生食，脾胃虚寒者不宜食用。

食养推荐：木耳炒小白菜。食材：小白菜300克，泡发黑木耳50克。

菠菜：又叫"赤根菜""波斯菜"等，为藜科草本植物菠菜的茎和叶。原产伊朗，唐朝时传入我国，现各地均有栽培，为主要绿叶菜之一。

性味归经：性凉；味甘；归肺、胃经。

功效：滋阴润燥、养血止血、润肠通便。

应用：含有丰富的β-胡萝卜素，可在人体内转化成维生素A，用来缓解夜盲症、干眼症等，还是痔疮、便秘、鼻衄、牙龈出血等以及糖尿病、坏血病的食疗佳品。

禁忌：体虚便溏、肾炎、肾结石患者不宜食用。

食养推荐：菠菜、芝麻酱。食材：菠菜450克，芝麻酱3克。

雪里蕻：又名"雪菜""霜不老""梅干菜"等，现我国各地均有种植。

性味归经：性温；味甘、辛；归肺、胃、肝经。

功效：宣肺祛痰、温中开胃、利膈明目。

应用：适用于胸膈满闷、寒痰咳嗽、食欲不振、耳不聪目不明、牙龈肿烂、便秘者食用。

禁忌：皮肤过敏、疮疡、肝炎、甲状腺肿大者不宜食用。

食养推荐：黄豆拌雪里蕻。食材：雪里蕻400克、黄豆30克。

三、水果类

柚子：又名"文旦""沙田柚"等，主产于我国福建、广东、广西、云南等地。

性味归经：性寒；味甘、酸；归胃、肺、肝经。

NOTE

功效：开胃消食、行气宽中、止咳化痰、解酒。

应用：适用于消化不良、食欲不振、黄痰咳嗽等，也适用于醉酒、口臭等情况。

禁忌：脾胃虚寒者不宜食用。

食养推荐：苹果柚子汁。食材：苹果250克、柚子200克，榨汁饮用。

甘蔗：又名"干蔗""薯蔗"，现在我国南方热带地区广泛种植，如广东、广西、福建、海南、台湾等地。

性味归经：性寒；味甘；归肺、胃经。

功效：清热生津、润肺止咳、和中下气、解毒通便。《食疗本草》记载："主补气，兼下气。"

应用：适用于热病伤津、心烦口渴、肺燥咳嗽、反胃呕吐、大便秘结、酒毒疮痈人群。

禁忌：脾胃虚寒、痰湿咳嗽、脾虚有湿者不宜食用。发霉、发黄的甘蔗不宜食用，以免中毒。

食养推荐：直接食用或煮水饮用。

金橘：又名"金柑""牛奶橘""公孙橘""山橘"等(见图3-30)，主产于我国福建、浙江、广东、江西等地。

性味归经：性微温；味辛、甘；归肝、肺、胃经。

功效：化痰止咳、理气解郁、消食化积、醒酒止渴。

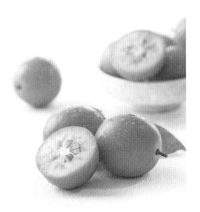

图 3-30　金橘

应用：适用于胸闷气滞、咳嗽痰多、纳呆口臭、消化不良、腹胀、伤酒口渴人群食用。

禁忌：阴虚火旺、脾弱气虚、糖尿病人群不宜食用。

食养推荐：金橘、葡萄榨汁。食材：金橘、葡萄。

猕猴桃：又名"猴子梨""藤梨""猕猴桃梨"等，主产于我国江苏、河南、安徽、陕西、浙江、湖北、湖南、云南等地。

性味归经：性寒；味甘、酸；归胃、肝、肾经。

功效：清热除烦、生津润燥、和胃消食、利尿通淋。

应用：适用于消渴烦热、食欲不振、消化不良、反胃呕吐、黄疸石淋、便秘痔疮人群。

禁忌：脾胃虚寒者不宜食用。

食养推荐：直接食用。

荸荠：又名"马蹄""水芋""乌芋"等，现我国各地均有分布，主产于广西、江西、浙江、福建等南方各地。

性味归经：性寒；味甘；归肺、胃、大肠经。

功效：清热化痰、生津止渴、开胃消食、止血。

应用：适用于热病口渴、咽喉干痛、目赤肿痛、肺热咳嗽痰多、食积不消、血热便血、痔疮、大便秘结等。

禁忌：脾胃虚寒及寒咳者不宜食用。

食养推荐：荸荠绣球菌汤(见图3-31)。食材：荸荠、绣球菌、腰果、枸杞。

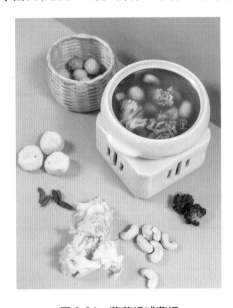

图 3-31　荸荠绣球菌汤

课后思考题

列举冬季粮谷类、蔬菜类和水果类中三款常用食材，并简述其功效和宜忌。

第六节　其他常用食材

一、坚果类

核桃：又叫"核桃仁""胡桃仁""羌桃"等，为胡桃科植物胡桃的种子，其树木为落叶乔木。

性味归经：性温；味甘；归肾、肺、大肠经。

功效：补肾固精、温肺定喘、强健筋骨、润肠通便。

应用：对咳嗽气喘、腰痛脚软、神经衰弱、大便秘结、皮炎湿疹、高血压、动脉硬化等有食养功效，能促进生长发育。

禁忌：泄泻、大便溏薄、阴虚火旺、痰热咳嗽、内热盛及痰湿重者均不宜食用。

食养推荐：红米、糯米、核桃仁、红枣，煮粥。食材：红米20克、糯米10克、核桃仁1个、红枣3个，500mL饮用水，为1个成人食用时。另外，核桃容易返油、虫蛀，立夏前后须收于冷藏室内。

腰果：又名"鸡腰果""心果仁""介寿果"，属常绿乔木，多生长于低海拔干热地区，现我国广东、广西、福建、台湾、海南、云南等地均有栽培。

性味归经：性平；味甘；归脾、胃、肾经。

功效：利尿降压、润肤益颜、润肠通便、延缓衰老、软化血管。

应用：适用于咳嗽气逆、食欲不佳、口渴者。

禁忌：过敏体质、胆囊功能弱的人群不宜食用。

食养推荐：大米、糙米、腰果，煮粥。食材：大米30克、糙米10克、生腰果6粒，500mL饮用水，为1个成人食用量。

香榧子：又名"赤果""玉山果""玉榧""野极子"等，为红豆杉科榧属常绿乔木的种子，现我国江苏、安徽、湖南、浙江等地均有种植。

性味归经：性微温；味甘、涩；归肺、胃、大肠经。

功效：健脾补气、杀虫消积、增进食欲、润肺化痰、润肠通便。

应用：适用于小儿疳积、虫积腹痛、肺燥咳嗽、便秘、体虚、小儿遗尿等。

禁忌：内热大、咳嗽有痰、咽喉肿痛者忌食。

食养推荐：建议每天食用量8～10颗。

白果：又叫"银杏""佛指甲""公孙果"等，为银杏科植物银杏的种子。

性味归经：性平；味甘、苦、涩；归肺、肾经。

功效：敛肺定喘、燥湿止带、益肾固精、镇咳解毒、缩小便。

应用：适用于女性体虚白带多、遗尿尿频、高血压、高血脂、脑功能减退、护肤美容者。

禁忌：白果有小毒，不宜多食、常食；孕妇、5岁以下幼儿忌食；痰多者不宜食用。

食养推荐：西芹、白果、百合，炒菜。食材：西芹250克、白果5颗，鲜百合适量。

苦杏仁：又名"杏仁"，为蔷薇科植物杏的种子。

性味归经：性微温；味苦，有小毒；归肺、大肠经。

功效：镇咳平喘、润肠通便、增强免疫功能。

应用：外感咳嗽、气喘痰鸣、肠燥便秘者适用。亦可用于降血糖。

禁忌：苦杏仁含有有毒物质，食用时不宜过量，以免中毒。

食养推荐：杏仁、西蓝花，炒菜。食材：杏仁少量、西蓝花适量焯水。调料：

竹盐。

开心果：又名"阿月浑子""胡榛子""无名子""洋白果"，为漆树科黄连木属落叶小乔木阿月浑子的果实，原产于中亚和西亚地区，现我国新疆地区有栽培。

性味归经：性温；味辛、甘、微涩；归脾、肾、大肠经。

功效：温肾暖脾、止痢、健脾开胃。

应用：适用于腰部酸冷、阳痿、早泄、身体瘦弱、食欲不振。

禁忌：阴虚火旺者慎食。

食养推荐：建议每天食用6粒。

松子：又名"松仁""罗松子""海松子""新罗松子"等(见图3-32)，为松科植物的种子。

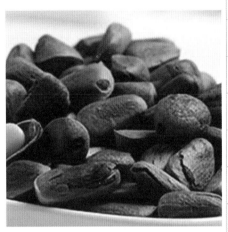

图 3-32　松子

性味归经：性温；味甘；归肝、肺、大肠经。

功效：滋阴润燥、补益气血、强壮筋骨。

应用：适用于体质虚弱、大便秘结、久咳无痰。

禁忌：便溏、滑精、咳嗽痰多、腹泻、胆囊功能异常者忌食。

食养推荐：松仁、玉米，炒菜。食材：松仁适量、玉米适量。调料：竹盐。

榛子：又名"平榛""尖栗"，为桦木科榛属植物的种子，分布于东北、华东、华北、西北及西南地区。

性味归经：性平；味甘；归胃、脾、肝经。

功效：益气健脾、止咳、止泻、明目、驱虫。

应用：适用于食欲不振、心气不足、视物昏花、咳嗽、虫积、糖尿病等。

禁忌：脂肪肝、胆囊功能不良、泄泻者忌食。

食养推荐：建议每天食用6粒。

板栗：又名"栗果""大栗"等，为壳斗科植物栗的种子。

性味归经：性温；味甘；归脾、胃、肾经。

功效：养胃健脾、补肾强筋、活血止血、消肿散结。

应用：老年肾虚、老年气管炎咳喘、内寒泄泻者食用。

禁忌：婴幼儿、脾胃虚弱者、消化不良者、便秘者、糖尿病患者、风湿病患者不宜多食。

食养推荐：小米、黑米、板栗，煮粥。食材：小米35克、黑米5克、板栗6粒，

500mL饮用水，为1个成人食用量。

莲子：又名"藕实""莲蓬子"，自生或栽培于池塘内，为睡莲科植物莲的种子，属多年生水生草本。干莲子是收获的鲜莲子晒干而成的。

性味归经：性平；味甘、涩；归心、脾、肾经。

功效：养心安神、健脾益肾、涩肠。

应用：适用于心悸多梦、遗精、久痢、虚泻、妇女崩漏带下、高血压。

禁忌：便秘、腹部胀满者忌食。

食养推荐：小米、绿豆、桂圆、莲子，煮粥。食材：小米30克、绿豆10克、桂圆3个、莲子5粒，500mL饮用水，为1个成人食用量。

葵花子：又名"向日葵子""葵子""天葵子"等，为菊科向日葵属植物向日葵的种子，产于我国各地。

性味归经：性平；味甘；归脾、肺、大肠经。

功效：透脓化疹、止痢、健脾润肠、驱虫利尿。

应用：适用于脾胃气虚、食欲不振、麻疹透发不畅、蛲虫病、便秘者食用，预防高脂血症、高血压、动脉硬化(后三者控制用量)，增强人体免疫力，促进人体细胞的再生。

禁忌：肠道功能欠佳者、阴虚火旺者不宜多食，以免上火，引起口疮、上火、牙痛等。

食养推荐：建议每天食用15克。

西瓜子：为葫芦科西瓜属植物的种子，种子扁形，略呈卵形，种皮黑色、红色、黑色有斑纹等，两面光滑，种仁色白而润，气味香甜，以兰州的打瓜子为佳。

性味归经：性平；味甘；归肺、胃、大肠经。

功效：清肺化痰、和中止咳、润肠通便。

应用：适用于肺热、久咳、大肠有热、便秘等。

禁忌：食用炒瓜子有口舌上火现象，阴虚口干者少食。

食养推荐：建议每天食用15克。

南瓜子：又名"北瓜子""窝瓜子""金瓜子"等，为葫芦科南瓜属植物南瓜的种子，产于我国南北各地。

性味归经：性平；味甘；归胃、大肠经。

功效：驱虫通乳、健脾益肾。

应用：适用于产后手足水肿、缺乳，以及百日咳、糖尿病、前列腺肥大、绦虫病、蛔虫病、蛲虫病、血吸虫病。

禁忌：胃火大、阴虚火旺、口疮者忌食。

食养推荐：生食南瓜子15～20粒，可以驱虫。

花生：又名"落花生""长生果""地果""南京豆""番果"等，为豆科植物落花生的种子，属一年生草本，产于我国南北各地。

性味归经：性平；味甘；归脾、肺经。

功效：健脾养胃、润肺化痰、滋养调气。

应用：适用于出血性疾病、反胃、水肿、脚气、产妇乳少等。

禁忌：胆病、血液黏稠度高、血栓、体寒湿滞及肠滑便泄、内热上火、口腔炎、舌炎、跌打损伤者不宜食用。

食养推荐：大米、红米、花生，煮粥。食材：大米30克、红米10克、花生12克，500mL饮用水，为1个成人食用量。

枸杞：又名"甜菜子"。

性味归经：性平；味甘；归肝、肾经。

功效：补益肾精，养肝明目，补血安神。

应用：适用于头晕乏力、耳鸣健忘、腰膝酸软，以及肝肾精血不足引起的视物不清、眼睛发昏。

禁忌：脾虚有湿及泄泻者不宜食用，外邪有实热者不宜食用。

食养推荐：小米、紫米、枸杞，煮粥。食材：小米35克、紫米5克、枸杞5克，500mL饮用水，为1个成人食用量。

二、花草茶类

玫瑰花：又名"徘徊花""笔头花""湖花""刺玫花"等，为蔷薇科植物玫瑰的干燥花蕾。

性味归经：性温；味甘、微苦；无毒；归肝、脾经。

功效：疏肝理气、和血散瘀、止痛。

应用：适用于肝气郁结、经期不调、痛经等，亦可用于胸闷胀痛、肝胃不和、脘腹胀痛、跌扑损伤等症。

禁忌：阴虚火旺者及阴血不足者慎用，孕妇禁用。

食养推荐：玫瑰花苹果面汤。食材：小麦粉10克，苹果适量，玫瑰花6朵，400mL饮用水，为1个成人食用量。

茉莉花：又名"小南强""奈花""木梨花"等，为木樨科茉莉属植物茉莉的花。

性味归经：性温；味甘、辛；归脾、胃、肝经。

功效：理气止痛、辟秽开郁、润燥香肌。

应用：适用于脾湿胃寒、下痢腹痛、结膜炎、疮毒等。

禁忌：孕妇禁用。

NOTE

食养推荐：茉莉花粥。食材：粳米30克、糯米5克、茉莉花9朵，500mL饮用水，为1个成人食用量。

金银花：又名"忍冬""双花""金银藤"等。全国各地均有生长，其中山东、陕西、河北和河南居多。

性味归经：性寒；味甘；归肺、心、胃经。

功效：清热解毒、疏散风热。

应用：适用于身热、发疹、咽喉肿痛、小儿湿疹、风热感冒、咳嗽、肝热型高血压等。

禁忌：脾胃虚寒及气虚疮疡脓清者禁用。

食养推荐：金菊饮。食材：金银花2克、菊花3～5朵，2000mL开水。

月季：又名"月月红""月月花""胜春""瘦客""斗雪红"等。蔷薇科，蔷薇属植物。主要分布于湖北、四川、上海、南京、天津、郑州、北京等地。

性味归经：性温；味甘；归肝经。

功效：活血通经、消肿解毒、祛瘀行气、调理痛经、滋阴养血。

应用：适用于肝气郁结、经期有块、体寒痛经者等。

禁忌：血热及经期崩漏者慎用，孕妇禁用。

食养推荐：月季冰糖饮。食材：月季花5克，冰糖适量，2000mL开水。

桂花：又名"银桂""木犀""九里香"等，木犀科木犀属植物桂花的花。

性味归经：性温；味辛；归肺、肝、胃、大肠经。

功效：生津辟臭、散寒消瘀、化痰止咳。

应用：适用于牙痛口臭、痰饮咳嗽、经闭腹痛等。

禁忌：阴虚火旺者慎食，孕妇禁用。

食养推荐：桂花藕片。食材：莲藕、糯米、桂花、红枣。

决明子：又名"草决明""羊明""马蹄决明""狗屎豆"等，为豆科决明属植物决明或小决明的干燥成熟种子。

性味归经：性微寒；味甘、苦、咸；归肝、胆、肾经。

功效：清热明目、润肠通便、益肾解毒。

应用：适用于目赤涩痛、羞明多泪、头痛眩晕、目暗不明、大便秘结。

禁忌：脾虚便溏者慎用，孕妇禁用。

食养推荐：玫瑰明菊茶。食材：玫瑰花5朵、决明子2～3克、菊花2～3朵，2000mL开水。

莲子芯：又名"薏""苦薏""莲薏""莲心"等，为睡莲科植物莲的成熟种子中间的绿色胚根。

性味归经：性寒；味苦；归心、肾经。

功效：清心安神、交通心肾、涩精止血。

应用：适用于心烦、口渴、吐血、遗精、目赤肿痛。

禁忌：阳虚火衰者忌用，孕妇禁用。

食养推荐：莲心甘草茶。食材：莲子芯适量、甘草5克，2000mL开水。

薄荷：又名"番荷菜""菝蔺""南薄荷""猫儿薄荷"等，为唇形科薄荷属植物的茎叶。

性味归经：性凉；味辛；归肺、肝经。

功效：疏风散热、清利头目、透疹止痒、辟秽通窍。

应用：适用于外感风热、鼻塞头痛、目赤肿痛、口疮牙痛。

禁忌：体虚多汗者禁服。孕妇忌用。不可久食。忌与鳖肉同食。

食养推荐：茉莉薄荷茶。食材：茉莉花12~15朵，薄荷适量，2000mL开水。

陈皮：别名"橘皮"，为芸香科植物橘及其栽培变种的橘类的干燥成熟果皮。

性味归经：性温；味苦、辛；归脾、胃、肺经。

功效：理气和胃、健脾燥湿、化痰散结。

应用：适用于胸脘胀满、反胃呕吐、咳嗽痰多者。

禁忌：气虚及阴虚燥咳患者慎食，孕妇禁用。

食养推荐：小米陈皮粥。食材：小米40克、陈皮1~2克，500mL饮用水，为1个成人食用量。

荷叶：又名"莲叶""藕叶"。

性味归经：性平；味甘、微苦；归肝、胃、心经。

功效：祛湿气，平息心火，提升脾胃之阳气。

应用：适用于暑热烦渴、头痛眩晕、水肿、食少腹胀。

禁忌：孕妇慎用。

食养推荐：陈皮荷叶茶。食材：陈皮2~3克，荷叶适量，2000mL开水。

贡菊：又名黄山贡菊、徽州贡菊、徽菊等，盛产于安徽黄山广大地域。因古代被作为贡品献给皇帝，故名"贡菊"。其与杭菊、滁菊、亳菊并称中国四大名菊。

性味归经：性微寒；味甘苦；归肺、肝经。

功效：疏散风热、平抑肝阳、清肝明目、清热解毒。

应用：适用于风热感冒、高血压、头晕目眩、目赤等。

禁忌：气虚胃寒、食少泄泻者慎用。

食养推荐：山楂金菊饮。食材：山楂3~5克、金银花2克、菊花3~5朵，2000mL开水。

三、肉禽蛋乳类

猪肉：猪科杂食性哺乳动物猪的肉，是人们最常食用的美味佳品。

NOTE

性味归经：性平；味甘、咸；归肝经。

功效：滋阴润燥、补气血、润肌肤等。

应用：适用于辅助治疗热病伤津、消渴赢瘦、燥咳、肠燥便秘等。

禁忌：外感疾病、湿热内蕴、身体肥胖者慎食或忌食。

食养推荐：芹香肉丝。食材：猪肉200克、土芹菜300克、红椒50克。调料：葱10克、姜5克、葱油5克。

猪肚：猪科动物猪的胃，《本草经集注》称之为"猪肚"。

性味归经：性温；味甘；归脾、胃经。

功效：健脾胃、补虚损、止渴等。

应用：适用于脾胃虚弱性食欲不振，以及腹痛下泄、中气不足、消渴、小便频数、小儿疳积等。

食养推荐：椒香肚丝。食材：猪肚200克、青椒200克、红椒50克。调料：大葱10克、姜5克、鲜花椒5克、芝麻盐10克、葱油5克、柠檬10克。

猪肝：猪科动物猪的肝脏。

性味归经：性温；味甘、苦；归肝经。

功效：养肝明目、养血等。

应用：适用于辅助治疗血虚萎黄、浮肿、夜盲症、弱视等症状。

禁忌：高血压、冠心病、肥胖症及血脂高者忌食。

食养推荐：菠菜拌猪肝。食材：猪肝200克、菠菜250克。调料：柠檬5克、红椒50克、蒜茸5克、椒麻风味芝麻盐5克、葱油5克。

猪肾：猪科动物猪的肾脏，《医学入门》称之为"猪腰子"。

性味归经：性平、偏凉；味咸；归肾经。

功效：固肾气、健腰膝。

应用：适用于肾虚腰酸、遗精、盗汗等症状。

禁忌：血脂偏高者、高胆固醇者忌食，肾气虚寒者慎食。

食养推荐：酱爆腰花。食材：猪腰300克。调料：红椒50克、青椒100克、洋葱50克、大葱10克、姜5克、鲜花椒5克、黑椒风味芝麻盐5克、葱油5克、柠檬10克、花生腰果酱10克。

猪心：猪科动物猪的心脏。

性味归经：性平；味甘、咸；归心经。

功效：补虚补血、安神定惊等。

应用：适用于心血虚损、心虚失眠、惊悸怔忡、自汗、精神恍惚等症状。

禁忌：猪心中胆固醇含量较高，高血压、冠心病、肥胖症及血脂高者忌食。

食养推荐：葱爆心花。食材：猪心200克。调料：红椒30克、青椒30克、大葱100

克、姜5克、香辣孜然风味芝麻盐10克、葱油5克。

猪蹄：猪科动物猪的四脚，《本草经集注》称之为"猪四足"。

性味归经：性平；味甘、咸；归胃经。

功效：补血、通乳、托疮等。

应用：适用于产后乳少、痛疽、毒疮等症状。

食养推荐：花生猪蹄丝瓜汤。食材：猪蹄1个，丝瓜150克。调料：葱、姜适量，花生米6～9粒。

猪髓：猪科动物猪骨腔内的骨髓或脊髓，含油脂较多。

性味归经：性寒；味甘、苦；归肾经。

功效：补阴益髓。

应用：适用于骨蒸劳热、消渴、头颅疮等症状。

禁忌：阳虚、痰湿内盛者不宜食用。

食养推荐：菌香猪髓。食材：猪髓200克、鲜香菇80克、松茸80克。调料：虫草花5克、大葱10克、姜5克、面粉10克、芝麻盐10克、葱油5克、香菜5克。

猪肺：猪科动物猪的肺脏。

性味归经：性微寒；味甘；归肺经。

功效：补养肺。

应用：适用于肺虚咳嗽、肺气肿、肺结核、气喘、肺萎缩等症状。

食养推荐：酸辣猪肺汤。食材：猪肺300克。调料：鲜香菇80克、韭黄50克、大葱10克、姜5克、面粉30克、芝麻油5克、香菜5克、白胡椒粉8克、陈醋30克、竹盐5克、菌菇粉5克。

猪肠：猪科动物猪的大小肠，《是斋百一选方》称之为"猪脏"。

性味归经：性微寒；味甘；归大肠经。

功效：清热、祛风、止血。

应用：适用于便血、痔疮、脱肛、小便频数、肠道功能虚弱等症状。

禁忌：感冒期间忌食；因其性寒，凡脾虚便溏者慎食。

食养推荐：酱烧大肠。食材：猪大肠200克。调料：红椒50克、青椒50克、洋葱50克、大葱10克、姜5克、鲜花椒5克、葱油5克、菌菇粉5克、芝麻盐5克、花生腰果酱20克。

猪脑：猪科动物猪的大脑髓质，白色，俗称"猪脑子"。

性味归经：性寒；味甘；归肾经。

功效：补脑髓、益虚劳、祛风等。

应用：适用于肝肾阴虚，髓海不足所致的头目眩晕、头痛、偏头痛、神经衰弱、耳鸣健忘之症。

NOTE

禁忌：高胆固醇血症及冠心病患者忌食。

食养推荐：香卤猪脑。食材：猪脑300克、芹菜根10克、香菜根5克、胡萝卜20克。调料：八角5克、花椒10克、大葱10克、姜5克、竹盐20克、菌菇粉3克。小火卤制成熟后，蘸芝麻盐食用。

猪皮：猪科动物猪的皮肤。

性味归经：性凉；味甘；归肾经。

功效：滋阴清热、润肌肤、利咽喉、消肿痛、清心肺等。

应用：适用于吐血、妇女血枯、月经不调、咽喉肿痛等症状，亦可用来美容和治疗冬季脚裂等症状。

食养推荐：水晶皮冻。食材：猪皮500克、黄豆50克。调料：八角5克、花椒10克、大葱10克、姜5克、竹盐5克、菌菇粉3克。配蒜汁食用口味更佳。

猪血：猪科动物猪的血液，煮熟成块，又叫"血豆腐"。

性味归经：性平；味咸；归心、肝经。

功效：补血、消满、祛风等。

应用：适用于头痛眩晕、中满腹胀、妇科病等。

禁忌：与黄豆同食易滞气，忌与地黄、何首乌同食。

食养推荐：烧红白豆腐。食材：猪血200克、豆腐200克、蒜苗10克。调料：大葱10克、姜5克、竹盐5克、蘑菇粉3克、葱油5克。

牛肉：牛科动物黄牛或水牛的肉。

性味归经：性平；味甘；归脾、胃经。

功效：补脾胃、益气血、强筋骨。

应用：适用于虚损羸瘦、消渴、脾弱不运、痞积、水肿、腰膝酸软等症状。

禁忌：肝炎性疾病引起的发烧者，血清胆固醇高者，血脂高者慎食。

食养推荐：番茄炖牛肉。食材：牛肉300克、番茄200克、胡萝卜300克。调料：大葱10克、姜5克、芝麻盐10克、竹盐5克、菌菇粉3克、葱油5克。

牛肚：牛科动物黄牛或水牛的胃。

性味归经：性温；味甘；归脾、胃经。

功效：补中益气、解毒健脾胃等。

应用：适用于病后虚羸、气血不足、消渴、风眩等症状。

禁忌：胃热者、代谢旺盛者、胃强脾弱者慎食。

食养推荐：葱香肚丝。食材：牛肚200克、大葱100克。调料：红椒50克、青椒50克、芝麻盐10克、葱油5克、柠檬10克。

牛肝：牛科动物黄牛或水牛的肝脏。

性味归经：性平；味甘；归肝经。

功效：主补肝、明目。

应用：适用于血虚萎黄、青盲、雀目、疟疾、痢疾等症状。

禁忌：高血压、冠心病、肥胖症及血脂高者忌食。

食养推荐：盐水牛肝。食材：牛肝500克。调料：八角5克、花椒10克、大葱10克、姜5克、芹菜根10克、竹盐20克、菌菇粉3克。小火卤制成熟以后，蘸蒜汁或芝麻盐食用。

牛筋：牛科动物黄牛或水牛的蹄筋。

性味归经：性平；味甘；归肝经。

功效：养肝强筋、益力气、增强皮肤弹性。

应用：适用于虚劳、脚痿软等症状。

禁忌：不可代替优质蛋白质。

食养推荐：红烧牛筋。食材：牛筋300克、黑木耳30克。调料：红椒50克、青椒50克、洋葱50克、大葱10克、姜5克、花生腰果酱20克、竹盐5克、菌菇粉3克、葱油5克。

羊肉：牛科动物山羊或绵羊的肉。

性味归经：性热；味甘；归脾、胃、肾经。

功效：补虚益气、温中暖下。

应用：适用于虚劳羸瘦、腰膝酸软、产后虚冷、腹痛、寒疝、中虚反胃等症状。冬季食用可促进血液循环、增强御寒能力。

禁忌：外感实邪或素体有热者不宜。

食养推荐：羊肉炖萝卜。食材：羊肉300克、白萝卜300克、黑木耳2克。调料：葱、姜适量。

羊肝：牛科动物山羊或绵羊的肝脏。

性味归经：性凉；味甘、苦；归肝经。

功效：主补肝、明目。

应用：适用于肝血不足所致的夜盲、视物昏花等症状。

禁忌：高血压、冠心病、肥胖症及血脂高者忌食。

食养推荐：香卤羊肝。食材：羊肝300克、胡萝卜20克。调料：八角5克、花椒10克、大葱10克、姜5克、芹菜根10克、香菜根5克、竹盐20克、菌菇粉3克。小火卤制成熟以后，蘸芝麻盐食用。

驴肉：马科动物驴的肉。

性味归经：性平；味甘、酸；归心、肝经。

功效：补血益气、养心安神。

应用：适用于劳损、风眩、心烦，为体弱、病后调养者提供良好的营养补充。

NOTE

禁忌：血清胆固醇高者慎食，摄取荆芥者忌食。

食养推荐：红焖驴肉。食材；驴肉300克、胡萝卜300克、山药100克、黑木耳50克。调料：豆瓣酱30克、大葱10克、姜5克、芝麻盐10克、菌菇粉3克、葱油5克。

鹿肉：多指梅花鹿的肉。梅花鹿为鹿的一种，现在很多为人工饲养，分布在我国东北、华北、内蒙古、华东、华南、四川、甘肃等地。

性味归经：性温；味甘、咸；归脾、肾经。

功效：固肾壮阳、健脾益气、调血脉等。

应用：适用于阳痿、早泄、遗精、睾冷无精子、产后肾虚无乳等症状。

禁忌：阳盛或阴虚有热者不宜食，夏季慎食。

食养推荐：滋补鹿肉。食材：鹿肉300克、胡萝卜300克、山药100克、黑木耳50克。调料：大葱10克、姜5克、芝麻盐10克、菌菇粉3克、竹盐5克。

狗肉：犬科动物狗的肉。

性味归经：性温；味咸；归脾、胃、肾经。

功效：温肾助阳、补中益气。

应用：适用于脾肾气虚、胸腹胀满、腰膝酸软等症状。

禁忌：阴虚火旺者忌食；一般不宜在春、夏季食用；食后易口干，饮用米汤可缓解症状。

食养推荐：红焖狗肉。食材：狗肉300克、胡萝卜300克、山药100克、黑木耳50克。调料：豆瓣酱30克、大葱10克、姜5克、芝麻盐10克、菌菇粉3克、葱油5克。

兔肉：兔科动物野兔或家兔的肉。

性味归经：性凉；味甘；归肝、大肠经。

功效：凉血解毒、补中益气等。

应用：适用于消渴羸瘦、胃热呕血、呃逆等症状。

食养推荐：红焖兔肉。食材：兔肉300克、胡萝卜300克、山药100克、黑木耳50克。调料：豆瓣酱30克、大葱10克、姜5克、芝麻盐10克、菌菇粉3克、葱油5克。

乌骨鸡肉：雉科动物乌骨鸡的肉。

性味归经：性平；味甘；归肝、脾、肾经。

功效：滋阴、除烦等。

应用：适用于补益肝肾、清虚热、脾虚滑泄、盗汗等症状。

禁忌：感冒发烧、咳嗽、痰多者慎食。急性细菌性痢疾、肠炎患者忌食。

食养推荐：菌香乌鸡汤。食材：乌鸡300克、鲜香菇80克、松茸80克。调料：虫草花5克、大葱10克、姜5克、芝麻盐10克、竹盐5克、菌菇粉3克、香菜5克。

鸡肉：雉科动物家鸡的肉。

性味归经：性温；味甘；归脾、胃经。

功效：温中益气、补精填髓。

应用：适用于营养不良、气血不足、心悸头晕、产后气血虚所致乳汁不足等。

禁忌：凡邪实、邪毒未消者不宜食用。

食养推荐：香菇蒸滑鸡。食材：鸡块300克、鲜香菇300克。调料：大葱10克、姜5克、芝麻盐10克、竹盐5克、菌菇粉3克。

鸡肝：雉科动物家鸡的肝脏。

性味归经：性微温；味甘；归肝经。

功效：主补肝、明目。

应用：适用于肝虚视物昏花、小儿疳积等症状。

禁忌：高血压、冠心病、肥胖症及血脂高者忌食。

食养推荐：香卤鸡肝。食材：鸡肝300克、胡萝卜20克、芹菜根10克。调料：八角5克、花椒10克、大葱10克、姜5克、香菜根5克、竹盐20克、菌菇粉3克。小火卤制成熟以后，蘸芝麻盐食用。

鸭肉：鸭科动物家鸭的肉，鸭又称"舒凫""家凫"。

性味归经：性寒；味甘、咸；归脾、胃、肺、肾经。

功效：除烦热、滋阴养胃、通利水道。

应用：适用于大便燥结、口渴、干燥综合征、热燥咳嗽等内热偏盛者。

禁忌：体质虚弱或受凉而引起的少食、腹部冷痛、腹泻清稀、痛经者慎食。

食养推荐：啤酒鸭。食材：鸭子300克、土豆300克。调料：大葱10克、姜5克、豆瓣酱30克、啤酒500克、芝麻盐10克、菌菇粉3克。

鸭血：鸭科动物家鸭的血液。

性味归经：性寒；味咸；归肝、脾经。

功效：解毒、补血。

应用：适用于痢疾、劳伤吐血等症状。

禁忌：体寒者、腹泻者慎食。

食养推荐：鸭血粉丝汤。食材：鸭血100克、鸭肠50克、粉丝100克、千张30克。调料：葱10克、姜5克、香菜5克、芝麻盐5克、竹盐5克、菌菇粉3克、白胡椒粉2克、芝麻油2克。

鹅肉：鸭科动物家鹅的肉，鹅又称"家雁""舒雁"。

性味归经：性平；味甘；归脾、肺经。

功效：益气、健胃、止渴、滋润五脏。

应用：适用于烦渴、体虚、营养不良，体瘦糖尿病患者、口干舌燥者宜食。

禁忌：皮肤疮毒、瘙痒症者忌食。

食养推荐：火焰鹅。食材：鹅肉500克、胡萝卜300克、山药100克。调料：豆瓣酱

NOTE

20克、花生腰果酱20克、芝麻盐10克、大葱10克、姜5克、菌菇粉3克、葱油10克、香菜20克、高度白酒100克。

鸽肉：鸠鸽科动物家鸽或原鸽的肉，鸽又称"鹁鸽""飞奴"。

性味归经：性平；味咸；归肝、肾经。

功效：助养肾气、祛风、解毒、调精益气。

应用：适用于体虚、消渴、血虚闭经、精子活力不足、恶疮疔毒等症状。

禁忌：食积胃热者不宜食用。

食养推荐：清炖乳鸽。食材：鸽子肉100克。调料：大葱10克、姜5克、枸杞3克、菌菇粉3克、葱油5克。

鹌鹑肉：鸠鸽科动物鹌鹑的肉，鹌鹑又称"鹑鸟""赤喉鹑"。

性味归经：性平；味甘；归脾经。

功效：补五脏、耐寒暑、消除热结。

应用：适用于脾虚、泄下、免疫力低下等症状。

禁忌：无特别禁忌。

食养推荐：香卤鹌鹑。食材：鹌鹑肉100克、胡萝卜20克。调料：八角5克、花椒10克、大葱10克、姜5克、芹菜根10克、香菜根5克、竹盐20克、菌菇粉3克。小火卤制成熟以后，蘸芝麻盐食用。

燕窝：金丝燕用其胃液、唾液等叠筑而成的巢窝，燕窝又称"燕菜"。

性味归经：性平；味甘；归肺、胃、肾经。

功效：滋阴润燥、健脾胃、养肺气。

应用：适用于胃阴虚所致反胃、呕吐、少食、干咳、肾气不足等症状。

禁忌：肺胃虚寒、痰湿停滞者忌食。

食养推荐：冰糖木瓜炖燕窝。食材：燕窝30克、银耳50克、夏威夷木瓜200克、枸杞2克。调料：冰糖20克。

鸡蛋：雉科动物家鸡的卵。

性味归经：性平；味甘；归心、脾、胃经。

功效：滋阴养血、定心安神、祛热润燥、安胎等。

应用：适用于病后体虚、眩晕、妊娠期血虚胎动不安等症状。

禁忌：患痘疹者忌食，鸡蛋过敏者忌食，高血清胆固醇者慎食。

食养推荐：水炒鸡蛋。食材：鸡蛋300克。调料：竹盐3克、姜汁2克、葱花3克、枸杞2克、柠檬5克。

鸭蛋：鸭科动物家鸭的卵。

性味归经：性凉；味甘、咸；归肺、胃经。

功效：滋阴、润肺、止燥咳等。

应用：适用于燥热咳嗽、咽干喉痛、泄泻痢疾等症状。

禁忌：脾阳不足、寒湿下痢者不宜食用。高血压患者，慎食咸鸭蛋。

食养推荐：三色鸭蛋糕。食材：咸鸭蛋200克、鸡蛋200克、松花蛋200克。

鹌鹑蛋：鸠鸽科动物鹌鹑的卵。

性味归经：性平；味甘；归脾、肝、肾经。

功效：补五脏、强筋、壮骨。

应用：适用于肾虚腰痛、神经衰弱、失眠多梦等症状。

禁忌：鹌鹑蛋中胆固醇含量较高，故高胆固醇血症和心脑血管病人不宜多食。

食养推荐：五香鹌鹑蛋。食材：鹌鹑蛋500克、胡萝卜20克。调料：八角5克、花椒10克、大葱10克、姜5克、芹菜根10克、香菜根5克、竹盐20克、菌菇粉3克。小火卤制成熟。

牛乳：牛科动物乳牛的奶汁。

性味归经：性微寒；味甘；归心、肺经。

功效：滋阴、补虚、生津润燥、健脾润肺等。

应用：适用于虚弱劳损、消渴、血虚、便秘等症状。

禁忌：脾胃虚寒、痰湿积饮者不宜饮用。

食养推荐：乳制品。

羊乳：为牛科动物山羊或绵羊的乳汁。

性味归经：性温；味甘；归肝、胃、心、肾经。

功效：滋阴、养胃、益肾壮骨、润肠通便等。

应用：适用于虚劳软弱、烦渴等症状。

禁忌：阴虚火旺者忌食。

食养推荐：乳制品。

奶酪：以优质牛奶、稀奶油、脱脂奶等或这些食品的混合物为原料制作的奶制品，又称"干酪"。

性味归经：性平；味甘、酸；归胃经。

功效：滋阴润肺、止渴、润肠通便。

应用：适用于虚热、燥渴、热盛便秘、皮肤干燥等症状。

禁忌：幼儿以及身体肥胖者慎食。

食养推荐：直接食用。牛乳过敏者忌食。

酸奶：鲜牛奶经乳酸菌发酵而成。

食养价值：酸奶营养丰富，因发酵其蛋白质、脂肪易消化吸收，其钙、磷、铁的利用率也高，能增强消化功能，促进胃肠蠕动。

性味归经：性微寒；味甘、酸；归心、肺、胃、大肠经。

功效：生津止渴、补虚开胃、润肠通便、降血脂。

应用：适用于肠燥便秘、高胆固醇、肠道菌群失调、脂肪肝等。

禁忌：牛奶过敏者、胃酸过多者慎食。

食养推荐：直接食用。

四、水产类

虾：又名"草虾""明虾"等，产于我国各地河流、淡水湖中。

性味归经：性温；味甘；归肝、肾经。

功效：补肾壮阳、滋阴养胃。

应用：适用于肾虚、神经衰弱等。

禁忌：过敏、痛风、湿热泻痢者不宜食用。

食养推荐：韭菜炒虾仁。食材：韭菜200克、虾仁100克。调料：食用油、竹盐、蘑菇粉各适量。

螃蟹：又名"河蟹""湖蟹""梭子蟹"等，产于我国沿海地区淡水湖泊和河流等地。

性味归经：性寒；味咸；归肝、胃、肾经。

功效：清热解毒、利湿退黄、消肿。

应用：适用于黄疸、跌打损伤、烫伤等。

禁忌：脾胃虚寒、大便溏薄及过敏者不宜食用，经期及孕期不宜食用。

食养推荐：清蒸螃蟹。食材：螃蟹1只。调料：姜6克，醋10毫升。

螺蛳：又名"石螺"，多分布于湖泊、水田、河沟内，我国南北大部分地区都有分布。

性味归经：性寒；味甘；归肝、膀胱经。

功效：清热、利水、消肿、明目。

应用：适用于水肿、目赤肿痛、黄疸、热结小便不通等。

禁忌：脾胃虚寒者不宜食用。

食养推荐：炒螺蛳。食材：螺蛳。调料：食用油、竹盐、姜、蘑菇粉各适量。

牡蛎：又名"海蛎子""蚝"等，产于我国沿海地区的河流入海处等。

性味归经：性平，味甘、咸；归肝经。

功效：滋阴养血、清热。

应用：适用于津伤口渴、烦热等。

禁忌：脾胃虚寒者及肠炎、消化不良者不宜多食。

食养推荐：蒜蓉蒸牡蛎。食材：牡蛎500克，粉丝适量。调料：竹盐、料酒、蒜蓉各适量。

鲫鱼：又名"喜头鱼""童子鲫"，产于我国除西部高原地区以外的各地江河、湖泊、河渠中。

性味归经：性平；味甘；归脾、胃、大肠经。

功效：健脾和胃、除湿利尿、通乳。

应用：适用于脾胃虚弱、纳少无力、少气懒言、水肿、产后乳汁少等。

禁忌：胆囊炎者不宜食用，感冒发烧期间不宜多食。

食养推荐：鲫鱼豆腐汤。食材：鲫鱼1条，豆腐300克。调料：香葱、姜、竹盐、芝麻油各适量。

鲈鱼：又名"花鲈""鲈板"等，我国沿海均产，以黄海、渤海较多。

性味归经：性平；味甘；归肝、脾、肾经。

功效：补脾胃、益肝肾、强筋骨。

应用：适用于脾胃虚弱、消化不良、水肿、腰膝酸软无力等。

禁忌：皮肤病者不宜食用。

食养推荐：清蒸鲈鱼。食材：鲈鱼1条。调料：葱、姜、料酒、竹盐各适量。

青鱼：又名"黑鲩""青鲩""黑青"，我国除青藏高原外都有分布，其中主产于黑龙江至云南元江和长江以南的平原地区，但长江以北较稀少。

性味归经：性平；味甘；归肝、脾、胃经。

功效：补益脾胃、化湿祛风。

应用：适用于脾胃虚弱、食少体虚、脚气、下肢浮肿等。

禁忌：不宜与荆芥同食。

食养推荐：青鱼草菇汤。食材：青鱼1条、草菇50克。调料：竹盐、姜、料酒各适量。

黑鱼：又名"乌鱼""黑鳢头"等，除西部高原地区外，广泛分布于我国大部分的河流、湖泊等地。

性味归经：性寒；味甘；归脾、胃经。

功效：补益脾胃、利水。

应用：适用于脾胃虚弱、水肿、脚气等。

禁忌：有疮者不宜食用。

食养推荐：酸菜鱼。食材：黑鱼500克、酸菜200克。调料：竹盐、香菇粉、芝麻油、姜、花椒、干辣椒、蒜各适量。

草鱼：又名"鲩鱼""草鲩""白鲩""混子"等，我国南北平原地区的江河、湖泊中均有分布。

性味归经：性温；味甘；归肝、胃经。

功效：暖胃和中、平肝、祛风、明目。

NOTE

应用：适用于胃寒冷痛、消化不良。

禁忌：患疮疡者不宜食用。

食养推荐：草鱼汤。食材：草鱼1条。调料：食用油、竹盐各适量。

鲢鱼：又名"白鲢""鲢子鱼"，我国分布区域广泛，多分布于黑龙江、长江、珠江、淮河等流域。

性味归经：性温；味甘；归脾经。

功效：补脾益气、利水。

应用：适用于脾胃虚弱、营养不良、水肿等。

禁忌：瘙痒性皮肤病、目疾者不宜食用，一次性不宜食用过多，易生疥疮。

食养推荐：红烧鲢鱼。食材：鲢鱼1条。调料：葱、姜、辣椒、油、竹盐适量。

带鱼：又名"刀鱼""裙带鱼""鞭鱼"等，广泛分布于我国沿海地区，主产于黄海、南海、渤海、东海。

性味归经：性温；味甘；归脾、胃经。

功效：补脾益气、养血。

应用：适用于脾胃虚弱、消化不良、面色萎黄等。

禁忌：带鱼属于发物，疥疮、湿疹、支气管哮喘、皮肤病、皮肤过敏者不宜食用。

食养推荐：香煎带鱼。食材：带鱼500克。调料：葱、姜、油、竹盐各适量。

黄鱼：又名"黄花鱼""石首鱼"，主要分布于我国黄海、渤海、东海等沿海地区及浙江舟山群岛区域。

性味归经：性平；味甘、咸；归肝、肾经。

功效：明目安神、益气开胃。

应用：适用于久病体虚、少气乏力、神倦目昏等。

禁忌：皮肤病、支气管哮喘、肾炎患者忌食。

食养推荐：清蒸黄鱼。食材：黄鱼1条。调料：葱、姜、香菜、蒸鱼豉油、竹盐适量。

海参：又名"刺参""梅花参""光参"。温带区主要分布在黄渤海域，主要是刺参；热带区主要分布在两广和海南沿海地区，主要是梅花参等。

性味归经：性温；味甘、咸；归心、脾、肺、肾经。

功效：补肾益精、养血润燥。

应用：适用于肾虚腰痛、小便频数、尿频、早泄、贫血、肠燥便秘等。

禁忌：痛风、感冒、咳嗽痰多、脾虚便溏、气喘者不宜食用。

食养推荐：小米海参粥。食材：小米40克、海参1个，500mL饮用水，为1个成人食用量。调料：鸡汤、料酒、竹盐适量。

五、菌菇类

香菇：又名"香蕈""冬菇""香菌"。

性味归经：性平；味甘；归脾、胃、肝经。

功效：健脾开胃、祛风透疹、益气养血、化痰理气。

应用：适用于脾胃虚弱、食欲减退、麻疹不透、高血压、高血脂、贫血。

禁忌：香菇为发物，可发风动气，慢性瘙痒、皮肤病患者不宜多食。

食养推荐：香菇、花菜，炒菜。食材：花椰菜250克、香菇4朵。调料：竹盐、蘑菇粉适量。

平菇：又名"侧耳""北风菌""蚝菌""糙皮侧耳"等，野生和人工栽培均可，我国河北、辽宁、吉林、山西、湖南、四川、云南等地均有分布。

性味归经：性平；味甘；归脾、胃、肝经。

功效：健脾祛湿、益气养胃、舒筋活络等。

应用：适用于脾胃虚弱、腰膝无力、筋络不通、胆固醇高、血脂高、免疫力低下。

禁忌：与野鸡同食可引起痔疮；与驴肉同食可引起腹痛下泻。

食养推荐：胡萝卜、平菇，炒菜。食材：胡萝卜150克、平菇100克。调料：竹盐、蘑菇粉适量。

黑木耳：又名"木耳""云耳""木娥"等，为木耳科的一种食用菌，是生长在枯死树上的一种菌，也可用阔叶树类的段木或木屑进行人工培植。现在我国东北、东南、西南地区分布较多。

性味归经：性平；味甘；归肺、胃、肝经。

功效：补气血固肾、凉血止血等。

应用：适用于血痢、血淋、崩漏、痔疮、贫血、头晕、虚劳咳嗽、高血压、冠心病等。

禁忌：便溏泄泻者不宜食用。

食养推荐：洋葱、木耳，拌菜。食材：洋葱半个、木耳5～6朵。调料：竹盐、蘑菇粉适量。

银耳：又名"白木耳""雪耳"，为银耳科银耳的子实体。

性味归经：性平；味甘；归肺、胃、肾经。

功效：润肺止咳化痰、滋阴养血、益气安神、补脑强身。

应用：适用于肺热咳嗽、咽干口渴、慢性支气管炎、肺结核、便秘、失眠多梦、气短乏力。

禁忌：风寒咳嗽者及湿热酿痰致咳者不宜食用。另：银耳一旦腐烂变质，就会产生毒素，对身体有害。

NOTE

食养推荐：小米、银耳、百合，煮粥。食材：小米20克、银耳1/6朵、干百合6片、500mL饮用水，为1个成人食用量。

慈菇：泽泻科多年生草本植物。慈菇主要分布于长江以南各省区域。

性味归经：性微寒；味苦、甘；归心、肝、肺经。

功效：行血通淋、润肺止咳。

应用：适用于咳嗽、咳血、肺结核、产后胎衣不下等。

禁忌：孕妇、痛风患者、便秘患者忌食。

食养推荐：芹菜、蒜苗、慈菇、炒菜。食材：芹菜适量、慈菇适量、蒜苗适量。调料：竹盐、蘑菇粉适量。

鸡腿菇：鬼伞科鬼伞属植物。主要分布于我国华北、东北、西南、西北等地区。

性味归经：性平；味甘；归心、胃经。

功效：益脾胃、清心安神、治痔疮等。

应用：适用于助消化、增加食欲、治疗痔疮。

禁忌：痛风患者慎食。

食养推荐：莴笋、鸡腿菇、炒菜。食材：莴笋250克、鸡腿菇100克。调料：竹盐、蘑菇粉适量。

口蘑：口蘑科口蘑属植物。主要分布于我国内蒙古东乌旗、西乌旗、阿巴嘎旗、呼伦贝尔市、通辽、张家口等地区。

性味归经：性平；味甘；归肺、心经。

功效：宣肺解表、益气安神。

应用：适用于小儿麻疹、心神不宁、失眠等。

禁忌：肾脏疾病患者忌食。

食养推荐：口蘑、上海青、炒菜。食材：上海青250克、口蘑100克。调料：竹盐、蘑菇粉适量。

金针菇：又名"冬菇""黄耳蕈"，为白蘑科金针菇的子实体，是一种木材腐生菌，生长在柳树、榆树等树桩或者枯树枝上，我国南北均有分布，多为人工栽培。

性味归经：性凉；味甘、咸；归肝、胃、大肠经。

功效：利肝脏、益肠胃、增智抗癌。

应用：适用于便秘、高血压、肝炎、胃炎、生长发育、抗癌。

禁忌：金针菇性凉，脾胃虚寒者、泄泻者、腹痛者忌食。

食养推荐：金针菇、豆腐、炒菜。食材：金针菇100克、豆腐50克。调料：竹盐、蘑菇粉、胡椒粉适量。

草菇：又名"兰花菇""稻草菇""草菌""脚菇"等，分布于我国福建、台湾、湖南、广东、广西、云南、西藏等地。

性味归经：性寒；味甘，微咸；归脾、胃、大肠经。

功效：清热解暑、补气血、降压。

应用：适用于脾胃功能弱、高血压、高血脂、多种肿瘤、心烦。

禁忌：草菇性凉，脾胃虚寒者不宜多食。

食养推荐：西红柿、草菇、上海青，炒菜。食材：西红柿1个、草菇300克、上海青适量。调料：食用盐、蘑菇粉适量。

猴头菇：又名"猴头菌"。

性味归经：性平；味甘；归脾、胃经。

功效：健脾和胃，增强免疫力。

应用：适用于脾胃功能弱、消化不良、胃部有炎症、高血糖、肿瘤等。

禁忌：对菌菇过敏者慎用。

食养推荐：猴头菇、圆白菜，炖菜。食材：圆白菜350克、猴头菇70克。调料：竹盐、蘑菇粉适量。图3-33所示为椒香猴头菇。

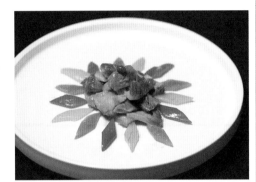

图 3-33　椒香猴头菇

松茸：又名"松口蘑""松蕈""合菌""台菌"，隶属口蘑科，是松栎等树木外生的菌根真菌，具有独特的浓郁香味，是世界上珍稀名贵的天然药用菌，我国二级濒危保护物种，采摘需有关部门审批。松茸好生于养分不多而且比较干燥的林地。

性味归经：性平；味甘；归大肠、胃、肺经。

功效：调气、助消化、健脾、清肝、安神。

应用：适用于祛痰、降血脂。松茸具有高蛋白、高维生素、低脂肪、低热量等特点，可治疗脾胃虚弱、食欲不振、胃不适、肺虚、咳嗽、黄痰、痰稠症状，对糖尿病、白细胞减少、慢性肝炎患者及癌症患者有效。

禁忌：松茸为发物，可发风动气，不宜多食。

食养推荐：松茸扒白菜，汤菜（见图3-34）。食材：松茸适量、白菜适量。调料：竹盐、蘑菇粉适量。

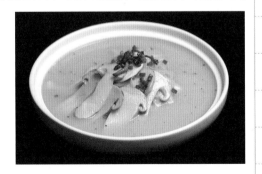

图 3-34　松茸扒白菜

灵芝：外形呈伞状，菌盖肾形、半圆形或近圆形，为多孔菌科真菌灵芝的子

NOTE

实体。

性味归经：性平；味甘；归心、肺、肝、肾经。

功效：补气养血、养心安神、健脾胃。

应用：适用于神经衰弱、失眠健忘、耳鸣目眩、精神疲劳、腰膝酸软、慢性支气管炎、气喘、肺结核、肺气肿、硅肺症、慢性肝炎、慢性肾炎、糖尿病、高血压、体虚、气血不足、白细胞减少、血小板减少。

禁忌：外感初起者不宜食用。

食养推荐：冬瓜、灵芝、排骨，煲汤。食材：冬瓜300克、排骨200克、灵芝8克。调料：竹盐适量。

六、天然调味品

生姜：又名"白姜""川姜"，为姜科植物姜的根茎，多年生草本植物，原产于中国。

性味归经：性温；味辛；归脾、胃、肺经。

功效：发汗解表、温中散寒、健胃止呕、解毒。

应用：适用于风寒感冒，胃寒呕吐，食鱼虾中毒所致腹痛、腹泻。有助于预防晕车和晕船。

禁忌：阴虚内热、内火偏盛、目赤、失血、盗汗之人忌吃。

食养推荐：作为调味品食用。

葱：又称"大葱""青葱""菜伯"等，为百合科草本植物葱的叶和鳞茎。原产于中亚，现我国各地普遍栽种。

性味归经：性温；味辛；归肺、胃经。

功效：祛风解表、通阳散寒、驱虫解毒、辛温通窍、发汗逐邪、通利关节。

应用：适用于发汗解表、促进消化液分泌、通阳气、柔滑血管、降血脂，对痢疾杆菌、白喉杆菌、结核分枝杆菌、葡萄球菌和链球菌有消炎杀菌作用，常用于预防流行性感冒。

禁忌：表虚多汗、阴虚内热、目赤发红者慎用。

食养推荐：作为调味品食用。

大蒜：又称"蒜头""胡蒜""蒜"等，为百合科植物蒜的鳞茎，多年生草本，我国各地普遍栽种。

性味归经：性温；味辛；归脾、胃、肺经。

功效：具有温中行气、散寒化湿、消积解毒、杀虫、止泻、利尿、降压、止血、祛痰等功效。

应用：适用于感冒鼻塞、寒性疼痛、泄泻、菌痢、阿米巴痢疾、百日咳、气管炎、哮喘、饮食积滞、胃寒冷痛、疟疾，外用食疗痈疽毒肿、白秃癣疮、蛇虫咬伤、蛲虫、阴道滴虫、足癣，还可食疗铅中毒，解鱼蟹毒。

禁忌：有一定的刺激性，阴虚火旺、肝热目疾、口舌齿病、慢性胃炎、胃溃疡、尿道炎、皮下出血、子宫出血患者不宜食用。

食养推荐：作为调味品食用。

花椒：又名"巴椒""大椒""蜀椒"，主要产于山西、陕西、四川、山东、河北、河南等地。

性味归经：性温；味辛；归脾、胃、肾经。

功效：温中散寒、除湿止呕、杀虫止痛、解鱼腥。

应用：适用于呃逆呕吐、风湿痹痛、脘腹寒痛。

禁忌：阴虚火旺者忌服，孕妇慎用。

食养推荐：作为调味品食用。

桂皮：又名"山桂""月桂"，为樟科植物天竺桂、细叶香桂、川桂等的树皮。主产于福建、广东、广西、湖北、江西等地。

性味归经：性温；味辛；归脾、胃、肝、肾经。

功效：温脾和胃、祛风散寒、活血利脉。

应用：适用于寒性胃痛、腹痛、腹泻、痛经。

禁忌：月经过多、盆腔炎、咽喉肿痛、阴虚有火者不宜食。

食养推荐：作为调味品食用。

小茴香：又名"茴香""谷茴"，为伞形科植物茴香的干燥成熟果实。现在全国各地均有栽培。

性味归经：性温；味辛；归肝、肾、脾、胃经。

功效：温中散寒、和胃理气。

应用：适用于胃痛、腹痛、疝气、腰痛。

禁忌：阴虚火旺者慎食。

食养推荐：作为调味品食用。

蜂蜜：又名"食蜜""白蜜""蜂糖"，为蜜蜂科在蜂巢中酿成的糖类物质，原蜜必须经过制作后才能食用。

性味归经：性平；味甘；归肺、脾、大肠经。

功效：补虚缓急、润肺止咳、润肠通便、调和药性、解毒。

应用：适用于免疫力增强，预防和食疗肺热干咳、肺结核、肠燥便秘、贫血、肝炎、肝硬化、胆囊炎，对消化道溃疡、心脏病及烧伤、口疮、鼻炎、皮肤溃疡等都有很好的效果。

NOTE

　　禁忌：不可与葱、蒜、莴苣、李子、豆腐、茭白、菱角同食。痰湿重者不宜食用。不要过分加热。

　　食养推荐：作为调味品食用。

课后思考题

　　1. 其他常用食材包括哪几大类？请列举每一个大类中的两款常用食材及其功效。

　　2. 请说出针对风寒症状的饮食搭配。

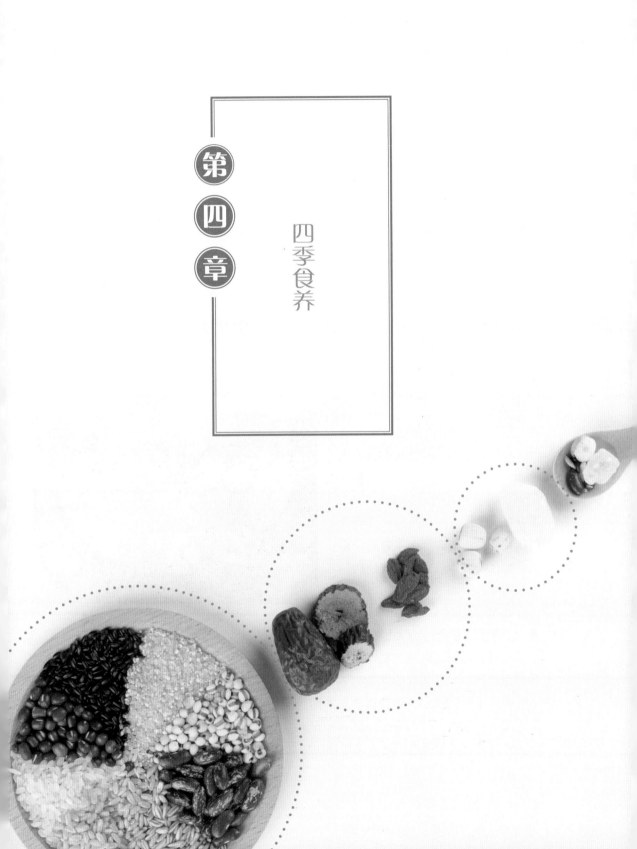

第四章

四季食养

第一节　四季食养的宗旨及原则

食养，顾名思义，就是通过饮食来达到调养身体的目的。饮食的目的是补充营养，这是人所共知的常识，但具体说来还有许多讲究。

首先，人体最重要的是精、气、神，统称"三宝"。肌体营养充盛，则精、气充足，神自健旺。《寿亲养老新书》说："主身者神，养气者精，益精者气，资气者食。食者生民之天，活人之本也。"它明确指出了饮食是"精、气、神"的营养基础。

其次，由于食物的功效各有不同，对脏腑的营养作用也就有所侧重。《素问·至真要大论》中说："五味入胃，各归所喜，故酸先入肝，苦先入心，甘先入脾，辛先入肺，咸先入肾，久而增气，物化之常也。"

此外，食物对人体的营养作用还表现在其对人体脏腑、经络、部位的选择性上，即通常所说的"归经"问题，比如芹菜入肝经、梨入肺经、粳米入脾胃经、黑豆入肾经等。所以，有针对性地选择适宜的饮食，对人的营养作用更为明显。

一、饮食养生的作用

(一)强身防病

食物对人体的滋养作用是身体健康的重要保证。合理地安排饮食，可以保证肌体有充足的营养供给，使气血充足、五脏六腑功能旺盛，合理取用均衡营养的食物(见图4-1)。因此，如果新陈代谢功能活跃，生命力强，那么人体适应自然界变化的能力就强，抵御致病因素的力量也就大。

饮食可以调整人体的阴阳平衡。《素问·阴阳应象大论》说：

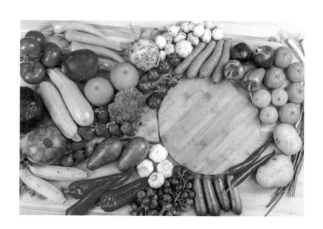

图 4-1　合理取用均衡营养的食物

"形不足者，温之以气；精不足者，补之以味。"根据食物的气、味特点及人体阴阳盛衰的情况，予以适宜的饮食营养，或以养精，或以补形，既可补充营养又可调整阴阳平衡，不但能保证肌体健康，又能防止疾病发生。例如：食用胡萝卜，既可养肝，又能预防夜盲症；食用海带，既可补充碘及矿物质，又可缓解甲状腺结节；食用水果和新鲜蔬菜，既可促进消化，又可预防坏血病等，均属此类。

此外，某些食物的特异作用，可直接用于某些疾病的预防。例如：用大蒜可预防外感和腹泻；用绿豆汤可预防中暑；用葱白、生姜可预防伤风感冒等，都是利用饮食来达到预防疾病的目的。

(二)益寿防衰

饮食调节是长寿之道的重要环节。利用饮食调养达到抗衰防老、益寿延年的目的，是历代医家十分重视的问题。中医认为：精生于先天，而养于后天，精藏于肾，而养于五脏，精气足则肾气盛，肾气充则体健神旺，此乃益寿、抗衰的关键。因此，在进食时宜选用具有补精益气、固肾强身作用的食品。同时，注意饮食的调配及保养，对防老抗衰是很有意义的。特别是对于老年人，充分发挥饮食的防老抗衰作用尤其重要。

自然界中很多食物都具有防老抗衰作用，如芝麻、桑葚、枸杞、龙眼肉、胡桃、蜂王浆、山药、甲鱼等都含有抗衰老物质成分，都有一定的抗衰延寿作用，经常选择此类食物有利于健康长寿。

另外，在传统的中医饮食养生法中，有丰富的调养经验和方法。在食物选择上，有谷类、肉类、蔬菜、果品等几大类；在饮食调配上，则有软食、硬食、汤羹、菜肴、点心等。只要调配有方，用之得当，不仅有养生健身功效，而且可以收到治疗效果。

二、四季食养的原则

1. 饮食要合乎时序，注意时令

顺应自然，天人相应，是中国传统养生理论的支柱之一。调和饮食滋味，要合乎时序，注意时令。以饮食养生疗疾，还要遵循自然规律和顺应四时而调养。《礼记·内则》说："凡和，春多酸，夏多苦，秋多辛，冬多咸，调以滑甘。"元代忽思慧在《饮膳正要》中也论及饮食与四时、气候的关系，并对四时的主食提出了他的主张："春宜食麦，夏宜食绿豆、菽，秋宜食麻，冬宜食黍。"由于四季气候存在着春温，夏热，暑湿且盛，秋凉而燥以及冬寒的特点，而人的生理、病理过程又受气候变化的影响，故要注意使食物的选择与之相适应。如在阳气生发的春季，特别是少雪温盛、气候异常时，饮食应该清淡，不宜过食油腻、烹煎动火之物，并应选食鸭梨、橘子、甘蔗等果品为辅助，常食荠菜、槐花、莴笋、绿豆芽等食物，取其清淡、甘凉，以免积热在里。在夏季，遇暑热兼湿之候，肤腠开泄，汗也出得多，使人常易贪食生冷，寒冷之物太过则更伤脾胃。因此，炎暑之季切忌过食生冷与油腻厚味，宜食甘寒、利湿、清暑少油之品，可选食西红柿、西瓜等瓜果，常饮绿豆汤，并以黄瓜煮水、西瓜白煮水、酸梅煮水、荷叶煮水代茶饮用，取其清热、解暑、利湿、养阴益气之功效。秋季凉燥，当少食辛燥，选用蜂蜜、秋梨、银耳、百合等柔润之物和山药、南瓜、土豆等健脾养胃之品。冬季万物潜藏，天寒地冻，阴盛阳衰，进食黑米、核桃、腰果、板栗、羊肉之类，自可补肾助阳，以迎来年。

2. 合理调配

食物多种多样，所含的营养成分也各不相同，只有做到合理搭配，才能使人得到各种不同的营养，以满足生命活动的需要。因此，全面的饮食、适量的营养，乃是保证生长发育和长寿的必要条件。早在2000年前，《素问·脏气法时论》和《素问·五常政大论》就全面概述了饮食的主要组成内容，指出以谷类为主食，以肉类为副食，用蔬菜为充实，以水果为辅助，人们必须根据需要兼而取之，这样调配饮食才会供给人体需求的营养，有益于人体健康。

3. 定量定时

饮食有节，就是饮食要有节制。这里所说的节制包含两层意思，即进食的量和进食的时间。所谓饮食有节，即进食要定量、定时。《吕氏春秋·季春纪》说："食能以时，身必无灾。凡食之道，无饥无饱，是之谓五脏之葆。"说的就是这个意思。

4. 五味平和

《黄帝内经》说："天食人以五气，地食人以五味。"食物有酸、苦、甘、辛、咸五味。古人主张饮食的五味要配合得当。大凡古人调和食物，均按五行归类(见图4-2)，酸属春，苦属夏，辛属秋，咸属冬，所以春、夏、秋、冬四季分别用酸、苦、辛、咸四味调和，食品甘而不浓、酸而不酷、咸而不减、辛而不烈，所以五味调和要得当，旨在教人在饮食上把握"恰当"二字。

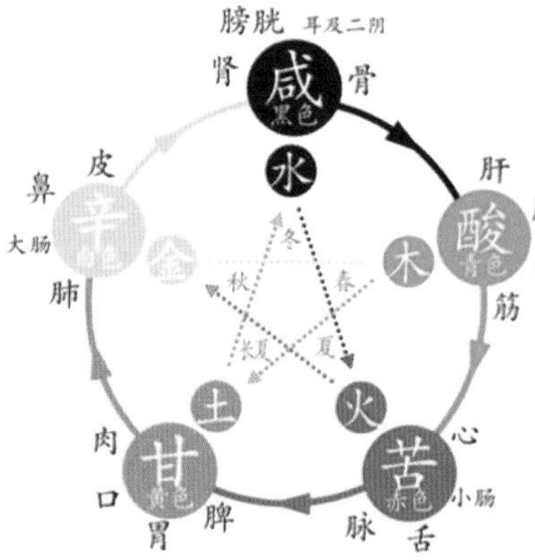

图 4-2   五行归类图

5. 愉快饮食

平静愉快的情绪有利于消化功能正常进行，食前和食中保持这种情绪，对健康有重要的意义。清朝李渔说："怒时食物易下而难消，哀时食物难消亦难下。"忽思慧说："薄滋味，省思虑，节嗜欲，戒喜怒。"心情开朗、精神愉快是养身的第一要诀。吃饭的时候，如争纷动怒或内心郁塞都会影响消化，导致各种疾病。美国心脏病专家威廉根据自己多年经验得出结论：家人聚餐，一定要有一个轻松愉快的气氛，细嚼慢咽；不要在餐桌上争吵，更不要动怒发脾气，这样有助于预防心脏病的发生。可见，在这个问题上，中西方的观点是很接近的。

6. 饮食保健

孙思邈说："食毕当漱口，令人牙齿不败。口香……饭已，以手摩面及腹，令津液通脉。"又说："中食后，还以热手摩腹，行一二百步；缓缓行，勿令气急……饱食不宜急行。"养生之道，不能饱食便卧及终日久坐，这都有损长寿。食后应缓行数百步，并以此为修身养性之快事。常言说"流水不腐、户枢不蠹"。忽思慧说："凡食讫，温水漱口，令人无齿疾口臭。""凡清晨刷牙，不如夜刷牙，齿疾不生。"饭后缓行、食后忌卧、饭后摩腹等观点，现在已经成为一般的保健常识，古人还有饭后漱口的习惯。宋朝大诗人苏轼在《苏轼文集》卷73《漱茶说》中说："每食已，辄用浓茶漱口，烦腻既去，而脾胃不知。凡肉之在齿间者，得茶浸漱之，乃消缩，不觉脱去，不烦挑刺也。而齿便漱濯，缘此渐坚密，蠹病自己。"

中国饮食养生文化是中华民族的宝贵遗产。它的许多理论和原则都渗透了中国古代哲学天人相应、五行相调的观念，在某种意义上表达了中国人的哲学思想、伦理观念和艺术思想，在指导中国人民健康生存与发展方面有着重要的意义。它渗透于原料组配、饮食结构、饮食习惯、饮食方法、饮食卫生以至丰富多彩的各类食品之中，具有丰富、深邃的科学内涵，其正确性正逐步为现代科学所证实，并将随着科学社会和人们生活的发展而发展。

第二节　春季食养

一、春季气候特点

"春三月，此谓发陈，天地俱生，万物以荣，夜卧早起，广步于庭，被发缓形，以使志生，生而勿杀，予而勿夺，赏而勿罚，此春气之应，养生之道也。逆之则伤肝，夏为寒变，奉长者少。"春为四季之首，万象更新之始，万事万物都呈现出生机勃勃的景象，人体之阳气也要顺应自然。根据中医理论，我们要在春季掌握春令之气升发舒畅的特点，以疏肝健脾、清解郁热、助阳升发的饮食进行生理性调整。春季阳气生发，乍暖还寒，因此"春夏养阳"，就是说要注意保护体内的阳气，使之不断充沛，逐渐旺盛起来，凡是耗损阳气及阻碍阳气生发的情况皆应避免。春季养生总原则：宜省酸增甘、疏肝健脾。

所谓省酸是指要少吃一些酸味的食物。肝属木，通气于春，肝木盛于春。酸味入肝，其性收敛，多吃不利于春天阳气的生发和肝气的疏泄，还会使本就偏旺的肝气更旺。过食酸味食物，则肝气太盛，脾气就要衰竭。所以，春季饮食首先要少酸，其次要增加甘味，因为脾胃是人体的后天之本、气血生化之源，春季肝旺脾弱，会影响五脏功能，而甘味入脾，要帮助脾土来抵御春季旺盛的肝气，饮食上自然要增加甘味来补土健脾。

除了味道的酸甜，中医将具有收敛、涩滞作用的食物与药物也归入酸味，将具有补益、和缓作用的食物和药物归入甘味。

春季与人体脏腑、窍、志、液等的关系如表4-1所示。

表 4-1 肝脏家族关系

五行	四季	五方	五脏	六腑	五窍	五体	其华	五液	五志	五色	五味	五化	五气
木	春	东	肝	胆	目	筋	爪	泪	怒	青	酸	生	风

二、春季节气养生介绍

1. 立春

立春是二十四节气之首，太阳到达黄经315°时开始。"立，始建也，春气始至，故为之立也"（见图4-3）。俗话说"春打六九头"，从立春开始，东风解冻，万物复苏，一个新的四季轮回又开始了。

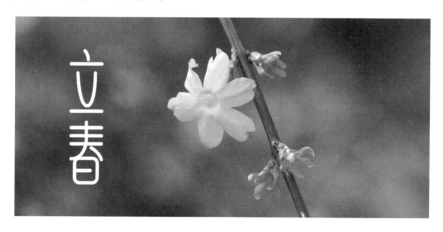

图 4-3 立春

立春后就要减少鱼肉滋补了，多吃些富含纤维素的蔬菜和粗粮，因"春为发陈"，是自然界推陈出新的季节，也是身体清洁的大好时机，要保持大便通畅，防止内热上火。春寒料峭时，要做好防寒保暖，可以减少感冒。春季养阳忌静宜动，春季万物发陈，空气清新，正是采纳自然之气养阳的好时机，应该多去户外锻炼，比如打打球、踢踢毽子、练练瑜伽等，不仅能怡情养性，还能使气血通畅，疏散瘀滞的阳气，减少疾病的发生，但要避免运动量过大，以防流汗太多损耗心血和阳气。

2. 雨水

雨水节气是从太阳到达黄经330°时开始。《月令七十二候集解》："立春后继之雨水。且东风既解冻，则散而为雨矣。"《逸周书》记载：雨水节后"鸿雁来""草木萌动"。人也感到生机和畅，更愿意多去室外活动，但要注意保暖，避免倒春寒的寒湿之气。《黄帝内经》说，"春主肝"，肝木易克脾土，以致脾胃虚弱，水湿不化，湿邪内生。这时节，我国华南和中东部地区降雨增多，湿气加重，湿邪更易困扰脾胃。所以，在这个时期一定要养护脾胃、健脾利湿。运动是最好的除湿排毒之法。运动令阳气生发、气血畅通，可加快身体排出湿气和代谢产物。但身体阳气提升有一个逐渐适应的过程，刚开始运动时要以慢跑、散步、郊游为宜，待身体较为适应时再逐渐增大运动量。俗话说"春寒冻死牛"，初春天气变化无常，老祖宗传下的"春捂"着实有用，大家不要急于脱去冬衣，同时还要保证五暖：室暖——室内温度保持在18℃以上；身暖——天晴时到室外接受阳光的沐浴；腿脚暖——秋裤不可脱，睡前用热水泡脚；头暖——头部最易散热，外出要戴帽子、围巾；背暖——常穿背心，因背与胸是心肺所藏，不可受寒。

3. 惊蛰

"微雨众卉新，一雷惊蛰始"（见图4-4），惊蛰节气从太阳位于黄经345°开始。《孝经纬》："雨水后十五日，斗（北斗星）指甲（方向），为惊蛰。"从惊蛰起为卯月，卯者，茂也，言阳生而滋茂也。惊蛰时节肝阳之气渐发，阴血相对不足，饮食宜戒酸增辛，多吃些补肝血、助阳气的食物，以顺阳气生发，使气血如春日一样舒展畅达。《千金要方》曰："是月（二月）宜食韭，大益人心。"故此时最适宜吃韭菜。

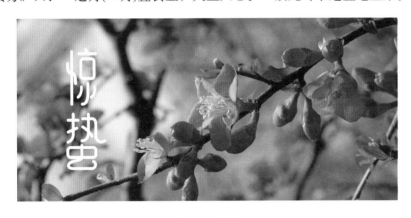

图 4-4　惊蛰

除此之外，芥菜、茼蒿、姜、韭黄、青椒等辛温食物也应常吃，可避免因阳气生发过快而出现背凉和四肢凉、麻胀等阳气不足之症。肝主藏血，春季要想让肝脏疏泄有度，一定要保证肝血充足，宜多吃大枣、桂圆、乌鸡、葡萄干、鸭血、枸杞、菠菜等补血养血之物。春季肝旺易克脾，而寒凉之品会损伤脾胃阳气，若此时不加以顾忌，对脾胃无疑是雪上加霜。

惊蛰期间，春暖花开，空气清新，空气中负离子含量也极多，最适宜在户外锻炼，以吐故纳新，调和呼吸。春练时以小运动量为宜，小运动量有利于阳气升发及散冬季蕴伏之气，活动到微微出汗为好，如在阳光下散步、快走、体操、瑜伽等。要避免大汗淋漓，否则会损伤阳气，引发感冒等呼吸道疾病。

NOTE

4. 春分

《春秋繁露》："春分者，阴阳相半也，故昼夜均而寒暑平。"春分日太阳到达黄经0°，此时太阳直射赤道，此后逐渐北移，北半球日出越来越早，白天越来越长。此时节胃肠道对寒冷刺激非常敏感，忌暴饮暴食、过冷、过热、过硬、刺激性强的食物，不宜多食辣椒、葱、姜、胡椒等燥热之品，少吃油炸、肥腻食物。主食要粗细粮搭配，蔬果方面应顺应天时，吃些当季当令的茼蒿、菠菜、蘑菇、香菇、小白菜、草莓等。春分时值仲春，"春日宜省酸，增甘，以养脾气"。

除了健脾的食物，这个时节的时令蔬菜和水果，如芹菜、莴笋、韭菜、柿子椒、绿豆芽、菠萝等及香椿、荠菜、马齿苋、鱼腥草、蕨菜、竹笋等新生长出的各种野菜，都可作为日常饮食的搭配。北方大部分地区此时降水仍然较少，空气湿度小，应食一些滋阴润燥的食物，如百合、莲子、银耳、芝麻、豆浆、蜂蜜等。南方会有湿冷的阴雨天气，可以多吃些薏米、姜、红豆、茯苓等祛湿。饮食要注意寒热均衡，若特别喜好吃寒性食物，如海产品蟹、海带、牡蛎等，应佐以温热散寒的葱姜等以平衡食物属性。日常生活中要坚持规律作息，不要过度劳累，不宜食后即睡，要保持充足的睡眠以节精养神。

5. 清明

《月令七十二候集解》："三月节……物至此时，皆以洁齐而清明矣。"太阳位于黄经15°时进入清明时节，气温上升，雨润草木。北方大部分地区感受到春风温柔，江南地区细雨纷纷。

清明节气，宜食清淡新鲜的蔬菜水果，如芹菜、慈姑、木耳等，也宜食鸭肉、红小豆、薏苡仁、莲子、荸荠(马蹄)、乳品、豆腐等，以清补肝脾，保持肌体平衡。

清明之际，还宜常食银耳、荠菜、菠菜、山药柔肝养肺。荠菜正是清明当令的野菜，《玉壶清话》："物无定味，适口者珍，荠汁为美。"此外，应季的春菜还有香椿、茵陈蒿、莴笋(莴笋叶)、蓬蒿菜、马兰头、苦菊等。清明过后雨水增多，尤其是南方，气候潮湿，容易使人产生疲倦嗜睡的感觉，这就是所谓的"春困"，而甜腻性食物有助湿作用，食后更易使人产生和加重"春困"的感觉。随着气温的升高，人们的活动量也增多，但要注意运动"勿大汗，以养脏气"。中医认为汗是津液代谢的产物，《素问·评热病论》说："汗者，精气也。"出汗过多对身体是一种伤害，有可能打破本身平和的体质特征，散步、跳绳、快步走、爬山、骑行这些轻松、亲近自然、舒展身心的活动，将有助于保持体质的平和。

6. 谷雨

《管子》："时雨乃降，五谷百果乃登。"谷雨始于黄经30°时，此时降雨增多，气温升高，对农作物生长有益，但也是细菌、蝇虫开始繁盛的季节，人的情绪也易受到上升的阳气影响而有所波动。养生要注意寒热调节，喜悦养心，舒展养肝，安眠养肾，避免湿气(见图4-5)。

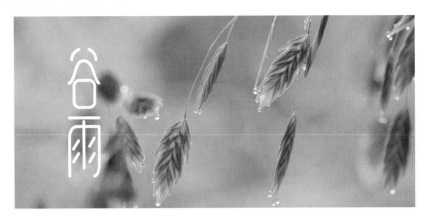

图 4-5 谷雨

谷雨时节天气变化较大，总体气温上升，北方早晚温差大，温度时有波动；南方阴雨多，湿热重。温度上升快时，人体与环境相应地容易出现浑身发热、心浮气躁、失眠、睡觉时腿脚伸出被外(容易感冒)等状况，可多吃海带、火龙果、木耳、苦菊、莲子、西红柿、生地黄(煮粥)、蜂蜜等。南方则可以加一些祛湿的食物，如黑豆、赤豆、菜花、木瓜、豌豆苗。

谷雨是春季的最后一个节气，为春夏之交，此时脾气旺盛，养肾以柔脾，"精不足者补之以味"，可适当增加一些猪肉、小米、茼蒿、胡萝卜、豆浆等食物。另外，各种时令青菜和野菜(小白菜、菠菜、香椿、水芹菜、马兰头)可趁机尝鲜，有散肝热、理郁气之功效。要少吃些辛温食物，如辣椒、胡椒、芥末、羊肉、烧烤等，以免耗散津液。谷雨时节万物靠雨水生长、成形、壮大，人体也是一样，只有阴津充足才能更好地过渡到夏季，所以运动时间、频率都要以不出大汗为标准。

三、春季常见问题及食养方法

1. 春季皮肤病

春季，各种皮肤病患者明显增多，例如病毒性皮肤病，主要是水痘、风疹等；颜面再发性皮炎俗称春季皮炎，多见于18～40岁的女性，主要表现为脱屑、瘙痒、干燥等症状，有的表现为红斑、丘疹和鳞屑，经一周而减退。还有些女性表现为雀斑增多或褐斑加重。此外，由蚊虫叮咬等原因所致的丘疹性荨麻疹，以及接触性或吸入性过敏所致的皮炎也比较常见。南方地区春季气温比北方高，且比较潮湿，故容易真菌感染，如体癣、股癣等多发的皮肤病就开始"光顾"。

自我预防：

(1) 勤于通风。要保证居室和办公环境的通风，少去或不去人多群聚的地方，还要多喝水，多休息。

(2) 保持身体干燥。预防体癣、股癣等真菌性皮肤病必须保持皮肤干燥、卫生，如洗澡、洗脚后一定要把水分擦干，远离湿热环境。

(3) 饮食。要少食或禁食鱼、虾、蟹、羊等腥发之物，鸡、鸭、鹅等禽类食物，以及葱、姜、蒜、辣椒、芫荽、酒类等刺激食物，或油炸类等难以消化的食物。

(4) 皮肤的清洁。避免蚊虫叮咬，尽量少到不洁的水域或草丛中游玩。

【扩展：过敏】

过敏是指人体对外界产生的一种过度反应，比如花粉、海鲜及某些药物过敏等，它发生在人体的各个部位，如胃肠道不适、牙齿酸痛、鼻子发痒都是过敏，并不单指皮肤过敏。敏感性皮肤是单指皮肤容易过敏，外界环境稍微有些变化就易引起皮肤某种程度的不适反应。

中医认为，过敏与潜在的体质有关，大致来说容易引起过敏的体质有寒、热两种。热性体质对温度的升高容易产生过敏反应，中医认为"热能动风"，风就是过敏反应的一种。体内的火气使肌体陷入不安定状态，例如遇热则皮肤痒、便秘者易失眠等都是热性过敏的表现。相反，寒性体质的人则对低温容易产生过敏反应。中医将外来的寒气定为一种"寒邪"，而寒邪侵入呼吸道时，人体的阳气会将寒邪驱逐出去，如打喷嚏、流鼻涕就是将寒气排出人体的表现形式。一般情况下，只要寒气能排除出去，过敏反应就会停止。但如果寒邪经久留在体内，久而久之就会变成慢性的寒性过敏体质。

冬春交替的时候，气温变化很大，紫外线有一种由弱到强的变化，植物生长变得旺盛起来，花粉在空气中弥漫，整个外界环境中的变应原增多，就会导致那些敏感性体质的人群容易过敏，尤其是裸露在外界、与空气接触最多的脸部就难免首当其冲地中招了。

从中医的角度看，人体过敏是由于人体的肺、脾、肾三脏功能衰弱、失调造成的。所以，中医大致上将人体的过敏分为三种类型：肺虚型、脾虚型、肾虚型。中医对过敏性体质的认识更偏重于从认识脏腑入手，去平衡调节脏腑的阴阳气血。从中医角度分析，人体之所以会发生过敏现象，还是因肺、脾、肾等脏腑功能紊乱及气血的失调，导致寒、湿、毒积蓄体内，使肌体免疫防卫能力下降而造成的。

因此要想彻底治愈过敏性疾病，就必须去调节肌体的脏腑功能，增强人体对各种变应原的抵抗防御能力，从而改善过敏体质。

(1) 小麦草粉。取一包小麦草粉10克，加入200毫升水饮用。此饮品有养肝护肝、润肠通便的食养功效，适用于皮肤瘙痒、红疹严重、呼吸困难等人群。

(2) 梨、金银花、红枣煮水。取梨100克、金银花2克、红枣2～3个、水2000毫升，水开后煮5分钟。此饮品有健脾胃、润肺、清内热、解毒的功效，适用于皮肤瘙痒、湿疹等人群。

（3）百合绿豆薄荷水。取百合30克、绿豆30克、薄荷10克，加水、百合、绿豆同煮，豆熟加薄荷、冰糖，适用于皮肤潮红瘙痒的人群。

2.手足口病

手足口病是由肠道病毒感染引起的一种儿童常见传染病，5岁以下儿童多发，引起手足口病最常见的是柯萨奇病毒A16型及肠道病毒71型。密切接触是其传播的主要方式，通过接触被病毒污染的手、毛巾、玩具等均可引起感染，还可通过呼吸道飞沫传播，饮用或食入被病毒污染的水和食物亦可感染。临床以手足肌肤、口咽部发生疱疹为特征。

中医认为手足口病(见图4-6)的病因为外感时邪疫毒，内伤湿热蕴结，心火炽盛；病位主要在肺、脾、心三脏。其基本病机为外感时邪疫毒，卫表被遏，肺气失宣，症见发热、咳嗽、流涕、恶心、呕吐等，由于素体湿热内蕴、心经火盛，内外交争，心经之火上蒸于口舌，脾胃湿热熏蒸于四肢，则发为疱疹。

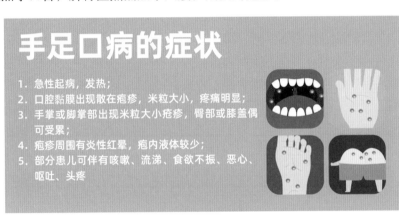

图4-6　手足口病的症状

手足口病在发病初期表现为发热、咽痛、咳嗽等一系列外感症状，中期表现为疱疹显现以及身热持续、烦躁口渴等里热征候，后期疾病恢复期表现为疱疹渐消、身热渐退、口唇干燥、纳差等一系列阴液耗伤及脾虚征候。

推荐食方：

（1）二豆柠檬饮。取绿豆10克、红豆10克、柠檬1/4切片、水1200毫升，将所有食材洗净后加水置于锅中，待水煮开后再煮10～15分钟即可。因为是预防方，可以连续喝一周。此饮品有清热解毒的功效，适用于发高烧、体温持续不退及在口腔黏膜、唇内见到疱疹的人群。

（2）荷叶粥。取荷叶3克、大米40克、水500mL，先用荷叶煮水，加入大米煮粥食用。此粥品具有祛暑解热的功效。

（3）梨、金银花、柠檬煮水。取梨100克、金银花2克、柠檬2片、水2000毫升，水

NOTE

开后煮5分钟。此饮品有健脾润肺、清内热、解毒的功效，适用于皮肤瘙痒、内热大等人群。

3. 急性结膜炎

急性结膜炎，也就是我们常说的"红眼病"，常见的症状表现为眼部异物感、烧灼感、发痒、流泪等。正常情况下，结膜具有一定的防御能力，但当防御能力减弱或外界致病因素增加时，就可引起结膜组织炎症发生，这种炎症统称为"结膜炎"，按病程可分为超急性、急性、亚急性、慢性结膜炎。

细菌性结膜炎：结膜充血明显，并伴有脓性分泌物，同时有异物感，还有烧灼刺痛、轻度畏光等症状，但视力不受影响。分泌物可带血色，睑结膜上可见灰白色膜，此膜能用棉签擦掉，但易再生。

病毒性结膜炎：结膜充血水肿，有出血点，并伴有水样或黏性分泌物，同时伴有流泪、异物感。角膜可因细小白点混浊而影响视力，或引起同侧耳前淋巴结肿大，有压痛感。

中医认为，"红眼病"是由于风邪热毒侵袭人体眼部引起的，所以患者饮食应以清淡为主，少食油腻，禁忌烟、酒、海鲜、火锅、麻辣串等。病轻者，为风热上攻，症状为眼红、痒痛交作、畏光流泪、怕热、目中干涩有异物感、眼分泌物黄白而黏结。治当疏风散热，佐以解毒。病重者，为火毒炽盛，症状为一眼或双眼满目发红，甚至出现小出血点，泡肿明显，伴有眼痛、头痛，眼分泌物多而黏结，或流淡血水，眼中灼热，怕光。治宜泻火解毒。

推荐食方：

(1) 鲜笋煮水。取新鲜青笋(带皮效果更佳)200克，洗净切片后加1500毫升水煮，水煮开后再煮5分钟左右，可代替日常饮用水。此饮品养肝明目、清内热。

(2) 金菊饮。取金银花2克、菊花3～5朵，开水反复冲泡饮用，代替一日饮水。此饮品清热解毒、去火消炎。

(3) 枸杞芹菜粥。取芹菜叶60克、枸杞叶30克、大米30克、水500mL，煮成菜粥。此粥品养肝明目、清内热。

春季食养一日三餐如表4-2所示。

表4-2　春季食养一日三餐

餐　次	食　谱	食　材
早餐	玉米南瓜粥	小米、玉米渣、南瓜、枸杞
	小炒海鲜菇	海鲜菇、胡萝卜
	青椒拌莴笋	青椒、莴笋切丝
	芹菜叶鸡蛋饼	小麦粉、芹菜叶、鸡蛋、亚麻籽
早点	黑豆浆	黑豆粉

续表

餐　次	食　谱	食　材
午餐	鱼汤面	胡萝卜榨汁和面、多宝鱼、黄豆芽、蟹味菇、青菜
	坚果拌豆苗	腰果碎、豌豆苗 / 黑豆苗
	苹果柠檬水	苹果、柠檬
午点	干果	无花果
晚餐	山野菜咸粥	大米、麦麸、荠菜 / 面条菜、生花生、香菇丁
	青菜烩腐竹	菜心 / 莜麦菜 / 上海青 / 黄心菜、腐竹
	彩色花卷	芹菜榨汁和面、小葱、黑芝麻

第三节　夏季食养

一、夏季气候特点

《黄帝内经》说："夏三月，此谓蕃秀。天地气交，万物华实，夜卧早起，无厌于日，使志勿怒，使华英成秀，使气得泄，若所爱在外，此夏气之应，养长之道也；逆之则伤心，秋为痎疟，奉收者少，冬至重病。"夏季与人体脏腑、窍、志、液等关系见表4-3。

表 4-3　心脏家族关系

五行	四季	五方	五脏	六腑	五窍	五体	其华	五液	五志	五色	五味	五化	五气
火	夏	南	心	小肠	舌	脉	面	汗	喜	红	苦	长	暑

夏季养生原则：重在健脾祛湿、清热祛暑、省苦增辛。

二、夏季节气养生介绍

1. 立夏

立夏是二十四节气中的第七个节气，夏季的第一个节气。此时太阳黄经为45°，是夏天的开始。此时节草木茂盛，树荫初成，天气也越发热了，宜早起感受天地之精气，令人长寿。立夏后饮食原则是"春夏养阳"，养阳重在养心，心阳在夏季最为旺盛，功能最强。清晨可食葱头少许，晚饭宜饮红酒少量，以畅通气血。饮食应以低脂、低盐、清淡为主。宜安闲自乐，切忌暴喜伤心。适当增加苦味食物的摄入，苦味食物有消暑清热、促进血液循环等的作用。炎炎夏日适当吃些苦味食物，不仅能清心除烦、醒脑提神，还可增进食欲、健脾开胃，如苦瓜、苦菜、生菜等。起居应晚睡早起，尽量午休，以缓解疲劳，宜于养心；运动量不宜过大、过于剧烈，应以少许出汗为宜，以免运动量过大、出汗过多损伤心阴，可选择舒缓的八段锦、太极拳等运动。

NOTE

2. 小满

每年的5月20—22日是二十四节气中的小满，也是夏季的第二个节气(见图4-7)。此时太阳运行到黄经60°。《月令七十二候集解》中这样介绍小满："斗指甲为小满，万物长于此少得盈满，麦至此方小满而未全熟，故名也。"就是说从小满开始，大麦、冬小麦等夏收作物已经结果，籽粒渐见饱满，但尚未成熟，所以叫"小满"。小满初候"苦菜秀"，二候"靡草死"，三候"麦秋至"。小满时酸甜的水果丰盈于市，此时宜多吃酸甜口味的水果，以解渴生津、扶助肝肾之气；宜静养以息心火、宁心神，才能清凉度夏。

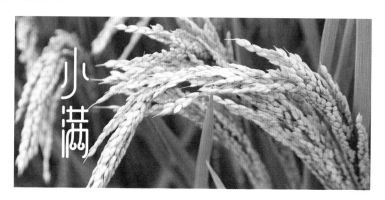

图 4-7　小满

小满节气气温逐渐升高，雨量开始增多，空气中湿度开始增加，所以饮食调养宜以清爽清淡的素食为主，可常吃具有清利湿热作用的食物，如赤小豆、绿豆、冬瓜、黄瓜、黄花菜等。此时节宜保持心情舒畅，防止情绪波动引起血压、脑血管等问题，可练书法、下棋等来陶冶情操。

3. 芒种

当太阳在黄道上的位置到了75°时，也就是每年的6月6日前后(5—7日)，为芒种节气。农历书记载："斗指已为芒种，此时可种有芒之谷，过此即失效，故名芒种也。"就是说，芒种节气是最适合播种有芒的谷类作物，此时的小麦、大麦等夏熟有芒作物，饱满成熟，可以开镰收割，其他的秋熟有芒作物可以播种了。

此时人体火旺水弱，养生要晚睡早起；减少房事、嗜欲，以固密精气；精神调养上保持轻松，恼怒忧郁不可有。

4. 夏至

每年的6月21日或22日，当太阳运行至黄经90°时，为夏至。它是二十四节气的第十个节气，也是古时民间"四时八节"中的一个节日，这是一年中白天最长的一天(见图4-8)。《礼记》中记载了自然界有关夏至节气的明显现象："夏至到，鹿角解，蝉始鸣，半夏生，木槿荣。"说明这一时节可以开始割鹿角，蝉儿开始鸣叫，半夏、木槿两种植物逐渐繁盛开花。从中医理论讲，夏至是阳气最旺的时节，此时节的起居调养要顺应自然界阳盛阴衰的变化，宜晚睡早起，饮食应以清热解暑、清心火为主。

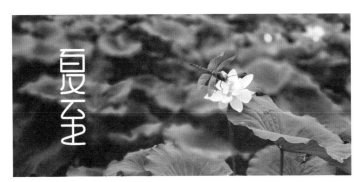

图4-8 夏至

5. 小暑

每年的7月6日至8日间，当太阳到达黄经105°时，为小暑，是二十四节气的第十一个节气。小暑即为"小热"，意思是此时虽然已经能够感受到天气的炎热，但并未达到一年内最热。小暑只是炎炎夏日的开始，但此时节已是初伏前后，气温大幅度升高，进入雷电暴雨期。小暑节气时，人体阳气在外，脾胃空虚，加上天气炎热，人易感心烦不安、疲倦乏力，饮食要尤其注意，应清淡温软，少进冰饮冷食，并不可太饱，尤其是要注意饮食卫生，避免腹泻。善养生者，此时节远声色，多恬静休息，增加午睡。

小暑之中有一个很重要的养生之日，叫"初伏"，初伏之日正是寒性体质调养的大好时机，如哮喘、慢性支气管炎、反复感冒、心绞痛、风湿性关节炎、慢性腹泻、冻疮等。如果将这些冬天好发、阳气虚弱的疾病于未发病而阳气旺盛的夏季进行治疗和调养，会取得事半功倍的效果，可以做三伏贴、三伏灸等。

6. 大暑

每年的7月22—24日，当太阳到达黄经120°时，为大暑。它是二十四节气的第十二个节气。

大暑是一年中最热的节气。其气候特征是：高温湿热、雷暴频繁。大暑正值中伏前后，我国很多地区会经常出现40℃的高温天气，且酷暑多雨，暑湿之气容易乘虚而入，心气易于亏耗，尤其老人、儿童、体虚气弱者容易中暑。饮食当以清热解暑、健脾祛湿为主。当有人出现全身明显乏力、头昏、心悸、胸闷、注意力不集中、大量出汗、四肢麻木、口渴、恶心等症状时，多为中暑先兆，应立即将其移至通风处休息，喝些淡盐开水或绿豆汤、西瓜汁、酸梅汤等。

夏季预防中暑的方法：合理安排工作，注意劳逸结合；避免在烈日下暴晒；注意室内降温；睡眠要充足。

NOTE

三、夏季常见问题及食养方法

夏季是一年当中气温最高的季节，炎热的天气时常给人们带来一些健康方面的问题，诸如食欲不振、心烦、出汗、湿疹、痱子、蚊虫叮咬等。针对这些问题，我们身边的很多食物都可以减轻这些症状。

(一)食欲不振

食欲不振也就是我们通常所说的没有胃口，不想吃饭。因为夏季我们肠胃的气血相对薄弱，所以对于食物的运化、消化吸收也会相对减弱，会出现无食欲、无胃口甚至厌食的情况，饮食上需要做到以下几点。

(1) 注意食物的合理搭配，讲究食物的色、香、味调配，以增加食欲。

(2) 饮食应易于消化且营养丰富，不宜食用一些肥甘油腻、口味厚重的食物，因为此类食物不易消化，会增加肠胃负担，也不宜食用冰镇、寒凉的食物，会伤害肠胃。

(3) 宜食用一些促进消化的食物，如番茄、草莓、菠萝等略带酸味食物，以增加食欲。

推荐一款菠萝果汁辅助调养：取菠萝半个、苹果1个、柠檬汁适量，放入榨汁机中榨汁饮用。

(二)蚊虫叮咬

炎炎夏日，也是蚊虫肆虐的时候，人们常常被蚊虫折磨得睡不好觉。针对夏季蚊虫叮咬，其实很多食物也有消炎止痒的作用，比如可以用黄瓜的外皮涂擦蚊虫叮咬的部位，用大蒜切开涂擦等，都有一定的缓解作用。

长夏是中国文化中的一个特有的时间划分，也是中医学中的一个重要概念。王冰在补注《素问》时说："所谓长夏者，六月也。土生于火，长在夏中，既长而旺，故云长夏。"

关于长夏的时间有两种说法，其一，《素问·太阴阳明论》："脾者土也，治中央，常以四时长四藏，各十八日寄治，不得独主于时也。"其二，全国"十一五"规划教材《中医基础理论》中用二十四节气标注法明确指出了长夏的时段："五脏应四时，脾与四时之外的'长夏'(夏至—处暑)相通应。"

长夏与人体脏腑、窍、志、液等的关系如表4-4所示。

表 4-4　脾脏家族关系

五行	四季	五方	五脏	六腑	五窍	五体	其华	五液	五志	五色	五味	五化	五气
土	长夏	中	脾	胃	口	肉	唇	涎	思	黄	甘	化	湿

从夏至节气开始进入长夏，天气开始进入一年当中最热的时期，雨水开始变多，时有阵雨和暴雨发生，自然界闷热潮湿。脾主长夏，为后天之本，运化水谷则生机可得。人体后天的生存均赖脾胃得以实现，而长夏为脾所主，所以要使脾的正常功能得以实现，就需要在长夏之季养脾摄生。长夏之季暑湿盛行，极易伤及人体阳气。湿为

阴邪，易阻气机，损伤阳气，其性重浊黏滞。长夏时期人体阳气浮盛于人体表面，而脾胃阳气相对不足，脾易被湿所困，尤其是脾胃虚寒的人群因为气候潮湿，或涉水淋雨、久处湿地、居处潮湿而引起湿邪袭人，常伴头重如裹、身体疲惫、四肢酸楚、肌肤不仁等症状，甚至引起水肿、湿疹等问题。故长夏时节饮食主要以健脾祛湿、清热解暑、开胃为主要原则。

长夏饮食推荐：可食健脾利湿、渗湿利水、祛暑湿的食物，如赤小豆、黄豆、绿豆、薏米、金针菇等；清热解毒或清热解暑的食物，如荷叶、西瓜、冬瓜、丝瓜、黄瓜、苋菜等，芹菜、茄子、苦瓜、茼蒿、茭白等也有清热利湿的功效。同时，长夏之时，气温将达到最高状态，此时进行冬病夏治，也能达到养护身心的目的，如贴三伏贴、早起吃姜等。

长夏身体最明显的不适多数来源于湿气的困扰，常见的表现有：头重脚轻、四肢酸楚、头发及皮肤油腻、打呼噜、便溏、大便沾池、脚气、湿疹、腹部肥胖等。

针对长夏之湿，中医认为应做到"两防"原则：一是防湿。应避免与潮湿之气接触，保持肌体干洁。二是防暑防凉。暑在此时多夹杂湿邪袭人，以致人体中暑、冒暑，此时应避免高温、高热；寒温有度，切勿因贪凉而感邪。

推荐食方：

(1) 赤小豆薏米汤。用赤小豆、薏米适量，放入温水中浸泡1小时，加水1500毫升，煮开后再煮20分钟，当饮用水即可。

(2) 陈皮荷叶茶。取陈皮5克、荷叶适量，用开水反复冲泡代茶饮用，如图4-9所示。

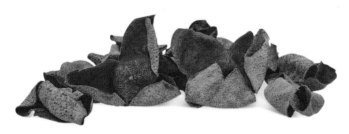

图4-9 陈皮

(3) 山楂牛蒡茶。取山楂3～5片、牛蒡根4～6片，用开水反复冲泡代茶饮用。

夏季食养一日三餐如表4-5所示。

表4-5 夏季食养一日三餐

餐 次	食 谱	食 材
早餐	小米南瓜粥	小米、南瓜
	蚕豆炒韭菜	鲜蚕豆、韭菜
	全麦馒头	全麦面粉
	桃子	桃子

NOTE

续表

餐　次	食　谱	食　材
午餐	五行捞面条	金针菇、西红柿、黑木耳、长豆角、鸡蛋、藏血麦面条
	双豆饮	红小豆、绿豆
	葡萄	带籽葡萄
晚餐	蒸二米饭	大米、玉米
	蒜蓉茄丝	茄子、蒜
	清炒苦瓜	青椒、苦瓜
	冬瓜紫菜汤	冬瓜、紫菜

第四节　秋　季　食　养

一、秋季气候特点

"秋三月，此谓容平，天气以急，地气以明，早卧早起，与鸡俱兴，使志安宁，以缓秋刑，收敛神气，使秋气平，无外其志，使肺气清，此秋气之应，养收之道也。逆之则伤肺，冬为飧泄，奉藏者少。"根据中医理论，秋季应以养阴清热、润燥止渴、调理脾胃的饮食进行生理性调整。秋季虽短，一逝即过，却不能"怠慢"了，秋天要有秋天的吃法。

秋天养生原则：宜省辛增酸、滋阴润燥。

少辛多酸。所谓少辛，是指要少吃一些辛味的食物，肺属金，通气于秋，肺气盛于秋。少吃辛味，是要防肺气太盛。中医认为，金克木，即肺气太盛可损伤肝的功能，故在秋天要"增酸"，以增强肝脏的功能，抵御过剩肺气之侵入。少吃一些辛味的葱、姜、韭、蒜、椒等辛味之品，而要多吃一些酸味的水果和蔬菜。

甘淡滋润。中医认为，甘先入脾，脾胃在五行中属土，土生金，肺肠属金。甘味养脾，脾旺则(肺)金气足。甘味食物有生津的功效，而咸味食物则易使人出现口渴之象，所以秋季干燥，应当多进食些蜂蜜、芝麻、杏仁等滋润甘淡的食物，既补脾胃又养肺润肠，可防止秋燥带来肺及肠胃津液不足常见的干咳、咽干口燥、肠燥便秘等身体不适征候或肌肤失去光泽、毛发枯燥的征象。

肺脏及其家族关系如表4-6所示。

表4-6　肺脏及其家族关系

五行	四季	五方	五脏	六腑	五官	五体	其华	五液	五志	五色	五味	五化	五气
金	秋	西	肺	大肠	鼻	皮	毛	涕	悲	白	辛	收	燥

二、秋季节气养生介绍

1. 立秋

每年的8月7日至9日，便是立秋时节，这一天太阳运行到黄经135°。

　　立秋是二十四节气的第十三个节气，也是秋天的第一个节气，"秋"字由"禾"与"火"字组成，是禾谷成熟的意思，此时万物结实成形，收获的季节到来了(见图4-10)。"立秋凉风至"是北方人才能体会到的幸福，南方还是"秋后一伏热死人"。三伏天也将在立秋节气结束。秋季是天气由热转凉、再由凉转寒的过渡性季节。饮食还是以清淡易消化为主，不宜出大汗，应"早卧早起，与鸡俱兴"，早卧以顺应阳气之收敛，早起为使肺气得以舒展，收敛心神，应选择清幽之处进行锻炼，推荐八段锦或养生操，以顺应秋气之收敛。

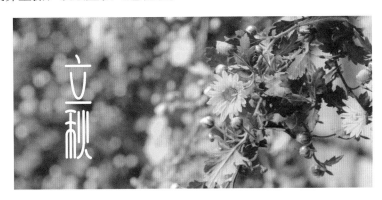

图4-10　立秋

2. 处暑

　　每年的8月23日前后，当太阳到达黄经150°时为处暑。它是二十四节气的第十四个节气。我国将处暑分为三候："一候鹰乃祭鸟；二候天地始肃；三候禾乃登。"此节气中老鹰开始大量捕猎鸟类；天地间万物开始凋零；"禾乃登"的"禾"是黍、稷、稻、粱类农作物的总称，"登"即成熟的意思。此时节，北方天气逐渐凉爽，南方虽还有秋老虎的余威，但也常见雨晴气清。此时节"肺气独旺，宜养心肝之气，勿大汗"，故睡眠要充足，性情要平和喜乐。"秋瓜坏肚"，此时节寒凉性质的瓜果不宜吃了，处暑变瘦的人可以"贴秋膘"，宜增加些容易消化的鱼、肉、大豆等高蛋白食物。

3. 白露

　　每年的9月7日或8日，是二十四节气中的第十五个节气，这一天太阳运行到黄经165°。《月令七十二候集解》中说："八月节，露凝而白也。"这时气温下降速度快，到了夜间已达到水汽能够凝结成露的条件。古人以四时配五行，秋属金，金色白，故以白形容秋露。"秋风紧，北雁南飞。"元代文学家王实甫用一首诗道出了白露特有的风景——北方的鸿雁南下过冬。此时节北方地区秋高气爽，比较干燥；南方地区多阴雨天气，日照减少。养生注意饮食勿过饱，白露勿露身，早睡养阴精，宜祈谢求福，收敛神气。

4. 秋分

秋分节气在每年的9月22—24日，太阳到达黄经180°时。"秋分者，阴阳相半也，故昼夜均而寒暑平"，为秋分开始。秋分当天太阳直射赤道，昼夜等长，北半球过了秋分，阴气逐渐胜过阳气，气温也降低了。此时"一场秋雨一场寒"的体会更加明显了。中国华北地区有农谚说："白露早，寒露迟，秋分种麦正当时。"谚语明确划定了该地区播种冬小麦的时间。而"秋分天气白云来，处处好歌好稻栽"则反映出江南地区播种水稻的时间。此时节胃肠道对寒冷刺激非常敏感，养生要注意润秋燥、养脾胃，睡眠宜早卧早起，顺应阳气之收敛，要适当秋冻，有意识地让身体"冻一冻"，以增强御寒能力。可登高赏景，收敛神气，为冬令阳气潜藏做好准备。

5. 寒露

每年的10月7、8或9日节令交寒露，太阳运行到黄经195°时，夜晚观测北斗七星，斗柄指向戌的方位，也就是西北方。寒露与白露相比，气温更低了，地面的露水更冷了，所以称为"寒露"（见图4-11）。我国将寒露分为三候："一候鸿雁来宾；二候雀入大水为蛤；三候菊有黄华。"在寒露时节，鸿雁排成"一"字或"人"字形的队列大举南迁。此时南方秋气清朗，北方则秋风暴起，东北地区已进入深秋，西北地区则已进入或即将进入冬季，需加衣防风寒了。饮食宜滋润、温暖，勿吃撑，少生冷，补肝益肾，起居顺从人体的生物钟调理起居，晚11点前卧床休息，避免熬夜，要保持优质的睡眠，保持心态开朗、乐观、平和。

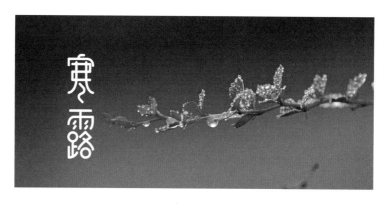

图 4-11 寒露

6. 霜降

每年的10月23日或24日，太阳运行到达黄经210°时为霜降。古籍中说："气肃而霜降，阴始凝也。"霜降时草木零落，众物蛰伏，是冬季的前奏。我国将霜降分为三候："一候豺乃祭兽；二候草木黄落；三候蛰虫咸俯。"此时节秋风时起，衣着要保暖。民间有谚语："一年补透透，不如补霜降。"在霜降时节，养生保健非常重要。人体的阳气向内收敛，是补肝肾的好时机。此时节，天气转凉而室内取暖期未到，人体的温度偏凉导致心里冷，脾胃易受寒，要少吃冷、凉、生、硬的食物。再者，秋燥伤津，香燥、辛辣的食物更要少吃了。

另外，此时节要注意室内空气流通，注意胃部保暖，穿衣盖被照顾肚皮。秋宜养收，运动勿大汗，勿久坐不动，令气血凝滞。

三、秋季常见问题及食养方法

1. 秋季腹泻

秋季腹泻是常见的多发于秋冬季的腹泻病。此类群体多是6个月至3岁的婴幼儿，多由轮状病毒感染引起，主要症状为腹泻、呕吐，大便像水样，大多数没有特殊的腥臭味儿，每天可达十几次，一般会持续3～8日，其间会伴有发烧和腹痛，严重者会出现脱水。此时，它是一种自限性疾病，一般无特效药治疗，多数患儿会在一周左右自然止泻。

每年的9月份到次年的1月份，是秋季腹泻的流行季节，其中，10—12月是流行的高峰期，常见原因多是由营养不良、免疫力差引起，病情较重，病程较长，传播途径多是因为饮用水或者食用污染过的食物，或者饮食不洁净引起的。出现这种情况，要严格控制饮食，及时就医。

推荐食方：

(1) 糖盐水。红糖、食用盐按比例5∶1，然后用200毫升温开水均匀融合后饮用。

(2) 姜末敷肚脐。用姜3～5片切丝，干锅焙出水分后用纱布包着热敷肚脐。

(3) 果皮茶。取石榴皮1/4块、饮用水1000毫升，小火煮约20分钟即可饮用。

2. 鼻炎

鼻子是我们重要的呼吸器官，鼻炎是指鼻腔黏膜和黏膜下组织的炎症。鼻炎的表现多种多样，按照发病的急缓及病程的长短来说，可分为急性鼻炎和慢性鼻炎。

急性鼻炎是由急性感染所致，俗称"伤风"或"感冒"，时间很短，伴有鼻痒、打喷嚏、流清水鼻涕甚至发热等症状，季节交替时节多见，一般经过7～14天便逐渐好转；慢性鼻炎是常见的多发病，由急性鼻炎发展而来，与合并细菌继发感染、治疗不彻底和反复发作有关，长期会形成慢性炎症、瘀血而使鼻黏膜、鼻甲出现增生所致，造成黏膜增厚、组织弹性下降、鼻腔通气能力差，从而危害鼻的生理功能。

中医讲肺开窍于鼻，与大肠相表里，意思是说肺、大肠、鼻子是一个家族的，它们相互关联，所以鼻炎的问题很大一部分和我们的肺及肠道有关系。饮食上要保证肠道的通畅、清洁，这类食物有燕麦片、玉米糁、胚芽、糙米、麦麸、无花果、番薯叶、空心菜、苋菜等，它们一是有很好的清理肠道垃圾和通便作用，二是能起到润肺的作用，这类食物有银耳、百合、杏仁、薏米等。另外，在饮食上还要禁忌甜点、糕饼、油炸食物、肥肉、海鲜等，荔枝、桂圆、芒果等含糖量高的食物也应避免过多食用。

NOTE

推荐食方：

(1) 大米银耳百合粥。取大米30克、百合5克、银耳适量，把锅中水烧开，将食材放入，大火烧开后转成文火，再熬制50分钟左右。此粥品有清心安神、滋阴润燥、润肠通便和增强免疫力的功效。

(2) 玉米糁无花果粥。取玉米糁30克、无花果3粒切碎，500mL饮用水，煮粥。此粥品具有润肺和清理肠道的作用。

(3) 银耳梨水。取梨(带皮)1个、银耳5克，水适量，煮30～40分钟后代茶饮。此饮品有滋阴润燥的作用，适用于唇干、嗓子干、便干人群。

3. 鼻出血

鼻出血是临床常见的症状之一，既可由鼻部疾病引起，也可由全身疾病所致。鼻出血多为单侧，少数情况下可出现双侧出血；出血量多少不一，轻者仅为涕中带血，重者可引起失血性休克，反复鼻出血可导致贫血。原因有很多种，比如鼻外伤、鼻腔异物、鼻中隔偏曲、鼻腔和鼻窦的炎症、鼻黏膜干燥、上火等。

在日常生活中，鼻出血多是由于鼻腔干燥或内热引起，需忌食辣椒、姜蒜、花椒等辛燥的食物和烧烤、煎炸等消耗身体水液的食物。同时，禁止挖鼻孔，出血时禁止用热水洗脸，头位不能低于腰部，睡眠时枕头宜高些。出血量较少时可以采用一些物理止血的方法，比如用冷毛巾冷敷额头。如果是经常性的鼻子大量出血，要及时就医检查。

推荐食方：

(1) 绿豆藕丁粥。取大米、绿豆各20克，莲藕适量，加500mL饮用水煮成粥状。此粥品具有清热去火、凉血止血的功效，适用于流黄涕、流鼻血、大便干、口干舌燥人群。

(2) 鲜藕汁。取新鲜莲藕洗净后榨汁，每次饮用200毫升，每日1～2次，症状消失即停，适用于内热大、流鼻血人群。

(3) 番茄丝瓜汤。取番茄1个、丝瓜1/2个，用1000毫升凉水做汤。此汤品有清热泻火、滋阴润肺的功效，适用于流黄涕、咳嗽、流鼻血、大便干、口干舌燥人群。

4. 咳嗽

秋天是咳嗽高发的季节，原因有三：一是秋季"燥邪"当令，而肺"喜润而恶燥"，故秋季"燥邪"伤人最易伤肺；二是秋季早晚温差大，易发感冒，引发旧疾；三是秋天空气中可吸入性变应原种类多、密度高、数量大，在变应原的作用下过敏性鼻炎、咳嗽、哮喘等疾病最易复发。另外，还需要注意的是，秋天是植物的花粉旺盛期，特别是在多风干燥天气，空气中花粉浓度更高，有过敏性鼻炎、过敏性咳嗽、过敏性哮喘的患者，最好不要到杂草丛生、野花遍野的环境中游玩。

推荐食方：

(1) 萝卜葱白汤。取白萝卜1个、带须葱白6根，加入适量水放白萝卜，将萝卜煮熟后放入葱白煮制一碗，趁热食用。此饮品有疏风散寒、宣肺止咳的功效，适用于风寒咳嗽。

(2) 柚子皮煮水。取柚子1/4个，白瓤撕成小片适量，罗汉果一元硬币大小，加水2000毫升，待水煮开后再煮几分钟，汤汁微热时饮用，每日1～2次，待症状消失后即可停止饮用。此饮品有辛凉解表、化痰止咳的作用，适用于风热咳嗽。

(3) 罗汉果煮水。将罗汉果洗净后压破、掰开，连皮带核取1/2置于锅中，加入2000毫升水，待水煮开后小火再煮25～30分钟，代茶饮。此饮品有润肺化痰、清内热的功效，适用于咽喉肿痛、咳嗽有痰或无痰人群，如图4-12所示。

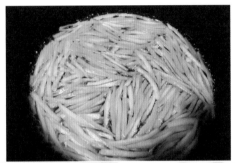

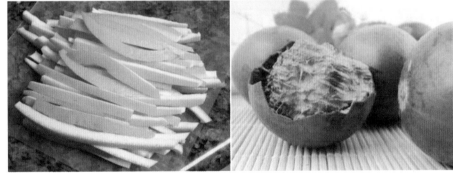

图 4-12　治咳嗽食方

秋季食养一日三餐如表4-7所示。

表 4-7　秋季食养一日三餐

餐　次	食　谱	食　材
早餐	糙米燕麦黄豆糊	糙米、燕麦、黄豆
	洋葱木耳炒黄花菜	洋葱、黑木耳、黄花菜
	小米面馒头	小米、全麦面粉
	水煮玉米	鲜玉米棒
早点	黑豆浆	黑豆

餐 次	食 谱	食 材
午餐	蒸二米饭	大米、红小豆
	丝瓜木耳炒鸡蛋	丝瓜、黑木耳、鸡蛋
	宫保杏鲍菇	杏鲍菇、香菇、彩红椒
	玫瑰花苹果面汤	玫瑰花、苹果、小麦粉
午点	水果	橙子
晚餐	小米南瓜枸杞	小米、南瓜、枸杞
	西红柿炒空心菜	西红柿、空心菜
	胡萝卜炒花菜	青椒、胡萝卜、花菜
	全麦面馒头	全麦面

第五节　冬 季 食 养

一、冬季气候特点

　　"冬三月，此谓闭藏。水冰地坼，无扰乎阳，早卧晚起，必待日光，使志若伏若匿，若有私意，若已有得，去寒就温，无泄皮肤，使气亟夺，此冬气之应，养藏之道也。逆之则伤肾，春为痿厥，奉生者少。"

　　冬季气候寒冷干燥，饮食以省咸增苦为原则。

　　冬季对应五脏当中的肾脏，相关的五行关系如表4-8所示。

表4-8　肾脏家族关系

五行	四季	五方	五脏	六腑	五官	五体	其华	五液	五志	五色	五味	五化	五气
水	冬	北	肾	膀胱	耳	骨	发	唾	恐	黑	咸	藏	寒

二、冬季节气介绍

1. 立冬

　　立冬为每年的11月7日或8日，这一天太阳到达黄经225°。"冬，终也，万物收藏也。"一是说冬天来临，冬眠的动物都已经钻入地下的洞穴中，准备越冬；二是说秋收后各种粮食作物都应该"粮入仓，菜入窖"了。此时，田间劳作基本已经结束，农民也已经处于休息状态。立冬开始，养生要养藏，要早卧晚起，太阳出来再起床。此时肾气强，脾胃消化能力更好，也可根据自己的体质开始补冬了。初冬刚来的寒，不引人注意，若保护不及时则进入体内，所以冬天要着重防寒保暖，不要以自身阳气抵御寒冷，要保腰下之暖，裤子穿暖，腰勿露出，袜子穿厚，节欲保精，每晚泡脚更要坚持。

2. 小雪

当太阳在黄道上运行到240°时，也就是每年的11月22日或23日，节令交小雪。小雪是一个反映降水(雪)现象的节气，"十月小雪雪满天，明年必定丰收年"，说明小雪节气的降雪对农业生产十分有益。此时节天气阴冷，寒潮和强冷空气活动频繁，黄河以北开始降雪。养生要顺应自然，加强御寒保暖，减少精气神的消耗，早睡晚起，适当进补，多晒太阳，在阴冷的时节应保持心情愉悦。

3. 大雪

每年的12月6、7或8日，为大雪节令，这一天太阳运行到黄经255°(见图4-13)。"小雪封河，大雪封山"，从小雪到大雪，雪量不断加大，气温不断下降，北方的地面也开始有积雪。这时的积雪，不仅可以为冬小麦保温保湿，防止冬季干风冷吹，还可以储存来年生长所需水分，并且冻死土壤表面的一些虫卵，减少小麦返青后的病虫害发生。大雪时节要适度保暖，避免出汗后受风寒；饮食宜清淡，不要过于油腻；睡眠要充足，这样才能保持良好的免疫力。

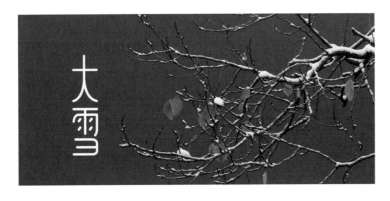

图 4-13 大雪

4. 冬至

冬至是实际意义上的冬天开始，这一天太阳运行到黄经270°，一般在每年的12月21、22或23日交节。冬至夜是一年中最安静的长夜。古有"冬至大如年"的说法，古代冬至日百官放假，因冬至是一个安静的节气，此时阳气初萌，要注意养"藏"，静神少虑，节欲保暖，减少精神和体力的消耗。

冬至时节，阴极之至，阳气始生，阳气初生时需小心保护，精心调养，此时进补最好。北方干冷，加上暖气烘烤，可适当进补，搭配滋润清热的食材食用。

5. 小寒

每年1月5日至7日交节，此时太阳运行到黄经285°。小寒是反映气温变化的节令，寒是寒冷，小是寒冷的程度，意思是说虽然天气寒冷，但还没有到达最冷的时候，小寒入三九。此时也进入了农历的腊月，传统的腊八节也在这个小寒节气里，俗话说"过了腊八就是年"，小寒里就能感受日渐浓郁的节日气氛了。此时养生要"保暖，勿大汗；食宜温暖滋补；适度活动肢体"。

6. 大寒

大寒，寒气之逆极，故谓"大寒"。大寒是二十四节气中的最后一个节气了，这天太阳到达黄经300°（见图4-14）。过了大寒，将迎来新一个节气轮回。大寒冷到顶点，此后天气渐暖。此节气也进入了五运六气的"初之气，厥阴风木"，故此时寒、燥、风同时存在，也是春季萌发前的关键积累时期，应养精蓄锐，"保暖、节欲、安神"，不宜大汗、疲劳。

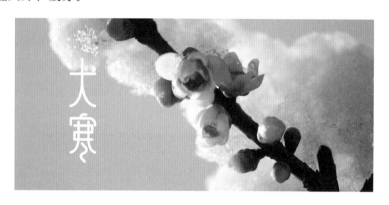

图 4-14　大寒

三、冬季常见问题及食养方法

1. 虚冷症

怕冷在医学上还不能称之为病，而是一种亚健康状态，说明身体虚冷，从而畏寒。很多女性在冬天会出现一个普遍的问题，就是手脚、小腹、腰背部发凉，感觉特别怕冷，而且伴有疲倦乏力、免疫力低下、痛经、关节疼痛的问题，有时还会出现手脚潮湿出汗，越冷汗越多。出现这些现象，暖身最为重要。

推荐食方：

(1) 花椒煮水泡脚。用30克花椒煮20分钟后泡脚，水温控制在40℃左右，泡脚至身体微微发汗。可加速身体血液循环，提升体温。

(2) 羊肉汤。冬季喝羊肉汤可补虚壮阳、强身固肾。

2. 冻疮

北方天气寒冷而且干燥，比较容易出现冻疮的情况，暴露在外的皮肤也会出现干燥、脱屑、皲裂的情况，遇冷痛，遇热痒，特别不好受。冻疮主要集中在末梢血管循环比较差的部位，如手足、耳廓等，预防冻疮最为关键的就是要注意保暖，特别是往年发生过冻疮的部位要尤为注意。冻疮部位不能用火烤或热开水烫，否则皮肤表面血管会受热扩张，而内部血管处于痉挛收缩状态，导致血液流通不畅，皮下组织会长期缺氧，反而会加重冻疮，甚至引发破皮溃烂。立冬之后天气转冷，在饮食上要多温补，以提升身体温度，增加循环，减少冻疮发生。

推荐食方：

鲜姜汁涂敷。用鲜姜汁加热熬至糊状，放凉后涂抹在冻疮处，可缓解症状。

3. 流行性感冒

流行性感冒简称"流感"，是流感病毒引起的急性呼吸道疾病。它传染性强、传播速度快，潜伏期一般为1～3天，来势凶猛，持续时间长，早期症状严重，除头痛、咽喉肿痛外，还有高热、战栗、肌肉酸痛等症状。冬季流感季应做到勤洗手、勤通风、注意个人卫生、少到人多密集的场所。预防流感的最好方法就是增强自身免疫力，降低患病率与传染率。

推荐食方：

(1) 白菜冬瓜汤。取大白菜、冬瓜各150克，加2000毫升水煮饮，可通利肠胃、清热生津，适用于热邪症状，预防流感。

(2) 生姜大葱饮。取生姜3片、大葱(带葱须)3根、红糖适量，加水2000毫升，煮饮，可驱寒暖胃、温阳，适用于寒邪症状，预防流感。

4. 口角炎

口唇部位大部分都是比较薄的黏膜组织，在干燥的环境下容易裂开。特别是在冬天，干冷的天气容易使口唇皲裂，细菌感染，引发炎症，形成口角炎。如果习惯性用舌头舔唇，待唾液蒸发后更容易导致口唇干裂。另外，冬天吃新鲜蔬果少，会导致B族维生素缺乏，也会诱发口角炎。口角炎期间应戒烟限酒，少食刺激性的食物，如辣、烫、麻、酸等。

推荐食方：

(1) 麦麸粥。取大米40克、麦麸5克，加500mL饮用水。加时令蔬菜切碎，煮粥即可。

(2) 苹果猕猴桃汁。取苹果1个、猕猴桃2个，用榨汁机打汁后，饮用即可。

5. 哮喘

哮喘是一种发作性的变态反应性疾病，主要症状是反复发作的、阵发性的、带哮鸣音的呼吸困难，多发于秋冬季节，春季和夏季会得到改善和缓解。在中医上，哮喘称为"哮症"，有虚实之分，实喘起病较急，病程较短，呼吸深长且粗，痰鸣有声，以呼出为快；虚喘则起病较为缓慢，病程较长，呼吸短促难续，声音低微，以深吸为快。

哮喘者往往属于过敏体质，在饮食上应禁忌海鲜、牛奶等易引起过敏的食物；少食或不食刺激类食物及调味品，如辣椒、花椒、大蒜、芥末等；痰多者饮食宜清淡，忌食过甜过咸及油腻的食物，如奶油、巧克力、肥肉、饮料等。哮喘者一定要禁忌烟酒。

推荐食方：

(1) 丝瓜罗汉果饮。取丝瓜1根、罗汉果1/4，用2000毫升水煮饮，适用于热性哮喘、有黄痰者。

(2) 小米山药核桃粥。取小米30克、山药30克、核桃10克，500mL饮用水煮粥即可，适用于哮喘有虚症表现肾虚者。

(3) 生姜杏仁饮。取生姜5克、甜杏仁10克，加适量红糖，煮水饮用即可，适用于风寒袭肺引起的哮喘。

冬季食养一日三餐如表4-9所示。

表4-9 冬季食养一日三餐

餐 次	食 谱	食 材
早餐	小米板栗粥	小米、燕麦片、板栗
	菌菇黄心菜	香菇、黄心菜
	蒸山药	山药
	包子	小麦粉、胡萝卜、豆干
早点	黑豆浆	黑豆
午餐	蒸二米饭	大米、紫薯
	萝卜炖羊肉	羊肉、白萝卜
	秋葵炒鸡蛋	秋葵、鸡蛋、黑木耳
	白菜豆腐汤	白菜、豆腐、白玉菇
午点	水果	柚子
晚餐	黑米山药粥	大米、黑米、山药、红枣
	坚果炒菠菜	菠菜、核桃仁
	洋葱炒花菜	青椒、花菜、洋葱
	全麦面馒头	全麦面

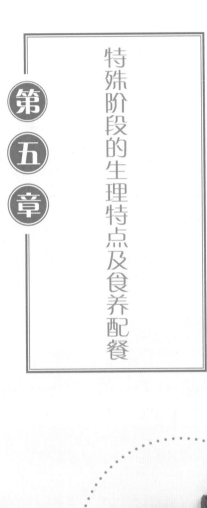

第五章

特殊阶段的生理特点及食养配餐

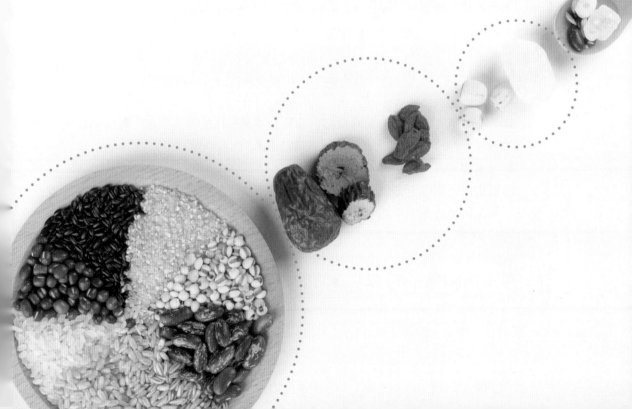

第一节 婴儿生理特点及食养配餐

婴儿期指婴儿出生至12个月，包括出生后28天的新生儿期。婴儿期是人一生中生长发育最快的时期，是婴儿(见图5-1)完成从子宫内生活到子宫外生活的过渡期，是从母乳营养到逐渐依赖其他食物营养的过渡期。

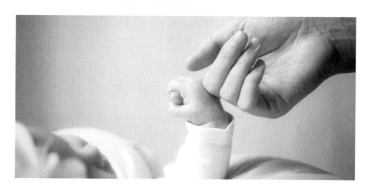

图 5-1 婴儿

一、婴儿体格发育特点

与胎儿期的头颅生长最快不同，婴儿期的婴儿躯干生长速度最快。

1) 体重

前6个月的婴儿，体重平均每月增长0.6kg，在前4~6个月时体重增至出生时的两倍，例如某婴儿出生时3.3kg，4~6个月时体重可达到6.6kg。7~12个月，体重平均每月增长0.5kg，1岁时达到或超过出生时的3倍，即9.9kg。婴儿体重可按下面公式估计：

1~6个月体重(kg)=出生体重+月龄×0.6

7~12个月体重(kg)=出生体重+3.6+(月龄-6)×0.5

2) 身长

身长是反映骨骼系统生长的指标，为从头顶至足底的垂直长度。足月新生儿平均身长为50厘米。1岁时增加约50%，可达到75厘米。

3) 头围和胸围

头围是指自眉弓上方最凸出处，经枕后结节绕头的周长。它反映脑及颅骨的发育状态。婴儿出生时头围平均约34厘米(男略大于女)，比胸围大1~2厘米。婴儿期平均每月增长1厘米。

胸围是胸廓及胸肌发育程度的指标，出生时比头围小，但增长速度快，6~12个月时，胸围和头围基本相等，称为"胸围交叉"。

二、婴儿消化系统发育特点

新生儿的消化器官发育未成熟，功能未健全，口腔狭小，嘴唇黏膜的皱褶很多，颊部有丰富的脂肪，有利于婴儿吸吮。新生儿的涎腺欠成熟，唾液分泌较少，唾液中淀粉酶含量低，不利于消化淀粉。到3～4个月时涎腺逐渐发育完善，唾液中的淀粉酶也逐渐增加，6个月起唾液的作用增强。

1) 胃及其酶

新生儿的胃容量较小，为25～50毫升，出生后第10天时可增加到约100毫升，6个月时约为200毫升，1岁时达300～500毫升。胃贲门括约肌弱，而幽门部肌肉较紧张，在吸饱奶后受震动则易导致胃中奶的溢出或呕吐。胃蛋白酶的活力弱，凝乳酶和脂肪酶含量少，因此消化能力受限，胃排空延迟，胃排空母乳的时间为2～3小时。

2) 肠及其酶

新生儿的小肠为自身长度的6～8倍，肠壁肌层薄弱，弹力较小，肠黏膜的血管及淋巴丰富，通透性强。黏膜的绒毛较多，吸收面积与分泌面积均较大，有利于食物的消化和吸收。新生儿消化道已能分泌消化酶，但消化酶的活力较差，特别是淀粉酶、胰淀粉酶要到出生后第4个月才达到成人水平。胰腺脂肪酶的活力亦较低，肝脏分泌的胆盐较少，因此对脂肪的消化与吸收较差。

三、婴儿期常见问题及食养方法

(一)湿疹

湿疹是哺乳期婴儿常见的一种皮肤病，1～3个月婴儿多见，随着婴儿生长、体质增强12～24个月可减轻或痊愈，部分患儿可延续至学龄前，较严重的容易诱发小儿过敏性鼻炎或过敏性哮喘。皮炎初起多出现在小儿的头面部，慢慢地其他部位也会出现，少数会演变成小儿湿疹。

小儿湿疹多是由于先天的体质因素再加上后天的护养失调所致，一方面是妈妈在孕期多食发物所致，如辛辣刺激食物、烧烤油炸食物、海鲜鱼腥等，或孕妈妈经常情绪不佳导致肝火内动遗热于胎儿所致；另一方面是因为婴儿喂养方式不当，饮食不节，一则喂养过量，二则喂养偏于肥甘厚腻，这些因素都会损伤小儿脾胃，导致湿热内生而发生本病。另外，调护不当，感受风邪、与湿相搏亦可导致湿疹的发生。

在日常护理中，婴儿及乳母不宜穿化纤衣或毛织衣，且不宜过厚；避免给患儿频繁洗澡，一般夏季每周3～4次，冬季1～2次；洗澡时水温不宜太高；要减少沐浴液及香皂的使用；勤剪患儿指甲，睡前应将其两手适当加以约束，以防抓伤，预防感染；患儿衣着应选用宽松、透气的纯棉衣物，不宜穿羊毛或化纤衣物，不要穿高领上衣；被褥保持清洁干爽，洗涤剂、消毒剂一定要漂洗干净；要勤换洗尿布，并应选用棉织品。

综合临床表现，小儿湿疹可分为湿热型和热毒型。

NOTE

1. 湿热型湿疹

临床表现为头面皮疹淡红，皮肤湿疹瘙痒感较轻，尿赤，大便溏薄，可兼见皮疹局部有渗出黄色液体，但无明显异味，并且结痂脱屑。食疗以清热利尿、散风止痒为主，乳母及患儿忌食胡椒、辣椒、大葱等辛辣上火食物和动物脂肪、动物内脏、油脂食物等肥甘厚腻食物。

饮食调养推荐红小豆、西瓜白、白萝卜、冬瓜等。

推荐食方：

(1) 小米红豆粥。取小米35克、红小豆5克、饮用水600毫升。此粥品具有健脾养胃、利水祛湿等功效。

(2) 西红柿冬瓜汤。取西红柿1/2个约100克、冬瓜约100克、婴儿专用生抽少许。此汤品具有健脾开胃、利水祛湿等功效。

(3) 西瓜白煮水。取西瓜白约100克、饮用水800毫升，用小火煮约10分钟。此饮品具有清热、利水、祛湿等功效。

2. 热毒型湿疹

临床表现为皮肤局部湿红，有灼热感，瘙痒症状明显，湿疹局部溃后流黄水，气味腥臭。若局部感染后易起黄色脓点。小儿可兼见烦躁、尿赤、小便色黄而臭秽气味，大便多秘结。治当以清热利湿、凉血解毒为法。患儿乳食不能过饱，要定时定量，最好母乳喂养。辅食添加应从少量开始，一种辅食添加7天以上若不出现过敏反应则可以添加新的食物。哺乳期间，乳母及患儿忌食鱼腥、海味、辛辣、鸡肉、鹅肉、牛肉、羊肉等发物，皮肤溃烂时忌食香菇。饮食调养推荐黄瓜、绿豆、柚子、梨、丝瓜等。

推荐食方：

(1) 红枣绿豆汤。取红枣2个、绿豆50克、饮用水800毫升，小火煮约30分钟。此汤品具有健脾和胃、清热解毒、利水通淋等功效。

(2) 鸡蛋丝瓜汤。取丝瓜1/2根、鸡蛋1个、紫菜少许。此汤品具有清热利水、通络化痰、润肠道等功效。

(3) 苹果梨柠檬煮水。取苹果1/4个、梨1/2个、鲜柠檬1片、饮用水800毫升，小火煮约10分钟代茶饮。此饮品具有滋阴润燥、清热解毒、增强免疫力等功效。

婴儿湿疹的食养一日三餐如表5-1所示。

表5-1 婴儿湿疹的食养一日三餐

餐次	食谱	食材
早餐	母乳或婴儿奶粉	母乳或婴儿配方奶粉
早点	菜丁蒸蛋羹	胡萝卜、鸡蛋、芝麻油
午餐	母乳或婴儿奶粉 肉末软面条	母乳或婴儿配方奶粉 猪肉、手工面、青菜切碎

续表

餐　次	食　谱	食　材
午点	水果泥	花牛苹果
晚餐	母乳或婴儿奶粉	母乳或婴儿配方奶粉
	杂豆干果米糊	红小豆、绿豆、无花果、大米
晚点	母乳或婴儿奶粉	母乳或婴儿配方奶粉
饮水	水果柠檬茶	苹果、梨、鲜柠檬煮水代茶饮

(二)腹泻

腹泻是指排便次数增多、粪便稀薄，或泻如水样便。本病一年四季均可发生，以夏秋两季更为常见，婴幼儿发病率较高，小儿腹泻分为轻重两类，轻者一般及时处理会很快痊愈；重者泄泻过度，易气阴两伤，导致重症脱水；泄泻反复迁延不愈，也容易导致疳症，严重影响小儿的生长发育。

中医认为，小儿泄泻的原因相对复杂，其主要病变在脾胃，常兼杂寒、热、湿等，亦有感受时邪疫毒所致者。在饮食不知自节、食物不洁、调护失宜时容易发生本病。哺乳期的妇女若不注意饮食结构，同样可引起小儿腹泻。西医学将其分为感染性腹泻和非感染性腹泻两种。感染性腹泻多由病毒(如轮状病毒、柯萨奇病毒、埃可病毒等)、细菌(如致腹泻大肠杆菌、空肠弯曲菌、耶尔森菌等)所引起；非感染性腹泻常由饮食不当、肠道功能紊乱而引起。

婴幼儿腹泻在饮食上需要注意以下几点。

(1) 节制饮食，以减轻胃肠负担，促使胃肠有足够时间排出发酵和腐败的食物，消除病原菌在肠道内的滋生条件；合理喂养，注意饮食卫生。

(2) 饮食宜清淡、细软、少渣、少油和无刺激性食物。可进食稀粥、面片、蛋羹等容易消化的食物。不宜吃难以消化、膳食纤维多的粗糙食物和过于油腻的食物，如玉米、糕点、油炸食物等。

(3) 不宜进食香蕉、红薯、黄豆等易造成大便次数增多和腹胀的食品。

(4) 急性水泻初期，根据其轻重宜禁食8～12小时，以减轻胃肠负担。禁食期间伴有发热、多汗、少尿时，需及时补充液体，轻者少量多次饮用糖盐水；重者配合输液，辅以酸甘敛阴、利尿增液之品，如山药水、乌梅水、苹果水、淡茶水等，以防津液枯竭。

(5) 泄泻次数减少后，胃肠功能尚未恢复可先喂米汤、面汤，渐喂母乳或加水稀释的牛奶、稀藕粉，然后喂稀粥、面片等。饮食应由少到多、由稀到稠，直到恢复正常饮食。

(6) 泄泻日久，脾胃已虚，消化吸收力弱，故应禁忌食用生冷、油腻、坚硬、燥热之物，宜食健脾和胃的食物，如大枣、白扁豆、山药、高粱等。

推荐食方：

(1) 石榴皮煮水。取石榴皮5克、饮用水800毫升，小火煮约20分钟。此饮品具有涩肠、收敛、止泻等功效。

(2) 姜末敷肚脐。取生姜10克，切成碎末敷肚脐，具有温中散寒、缓急止泻等功效。

(3) 暖肚脐。通过外界媒介使腹部肚脐温度升高至肚脐微微出汗，可用艾灸、盐袋、加热袋、双手摩擦生热等。

婴幼儿腹泻的食养一日三餐如表5-2所示。

表 5-2　婴幼儿腹泻的食养一日三餐

餐　次	食　谱	食　材
早餐	黑糖面汤	小麦粉、黑糖
午餐	母乳或婴儿奶粉	母乳或婴儿配方奶粉减半
午点	水果泥	蒸苹果
晚餐	面粉糊糊	小麦粉炒熟、黑糖
晚点	母乳或婴儿奶粉	母乳或婴儿配方奶粉减半
饮水	果皮茶	干石榴皮煮水代茶饮

(三)夜啼

小儿啼哭是由于体内或体外的不良刺激而引起不适的一种表现。多数为非疾病因素所引起，少数由疾病引起。由于婴幼儿缺乏语言表达能力，啼哭就是其表示不适、要求或者痛苦的方式。而夜啼则是小儿啼哭的一种特殊类型，是指小儿经常性地夜间啼哭。这种小儿往往白日里吃、喝、睡、玩儿一切正常，夜晚开始躁动不安、哭声不断，不愿入睡，喂也不是，抱也不是，常使父母精疲力竭，无所适从，部分小儿到医院就诊却又无特殊疾病。

小儿夜啼一般可分为生理性和病理性两种。生理性夜啼的多数原因是小儿初到人间，还没有养成晚上睡眠的习惯，或由于白天多睡少动等习惯把昼夜弄颠倒，故易夜间哭吵。其他常见原因是情绪变化、饥饿、口渴、睡眠不足、鼻塞、改变饮食(断奶)、喂乳不当导致吞气过多、过热、过冷、痛、痒、尿布潮湿、衣服过紧、被褥过重、蚊虫叮咬等。也可由于被养成家长多抱的习惯引起。病理性夜啼是由于各种不适的疾病所引起，最常见的原因是头痛、腹痛、口腔痛、缺氧等，多见于上呼吸道感染、肠炎、急腹症、颅内病变、中耳炎、皮肤外伤等。同时，夜啼也是缺乏维生素D(即佝偻病)的重要表现。中医认为，小儿啼哭的基本原因为气机紊乱、心神不安。心藏神，心火内盛，阳气外亢，向上扰动心神，则夜间时啼哭不安；七情致病，惊则气乱、恐则气下、思则气结，小儿脏腑娇嫩，神情怯弱，易受惊而心神不安、气机失调；脾为中土，为气机升降之枢纽，脾虚升降失调，则致周身气机紊乱；胃不和则卧不安，中焦积热，扰动心神，亦致心神不安。由此可见，导致小儿夜啼的原因主要有心火、脾虚积食、惊恐等。

1. 内火症

心主神明、主藏神，心五行属火属阳。如果哺乳期母过食辛辣、肥甘厚腻的食物，或烧烤、动火的食物，或过度服用温热补药，可使小儿火热内伏，郁积上炎，扰动心神。饮食调养以清热利尿、降心火安神为调理思路，如小米绿豆粥、莲子冰糖饮、红枣麦仁茶等。

推荐食方：

(1) 小米红豆粥。取小米30克、绿豆5克、百合5克、饮用水600毫升，小火煮约50分钟，10个月以内的婴儿饮米汤即可。此粥品具有祛脾胃中热、利尿安神等功效。

(2) 莲子冰糖饮。取带芯莲子9～12粒、老冰糖适量、饮用水600毫升，小火煮约20分钟，煎水代茶饮。此饮品具有清心安神功效。

(3) 红枣麦仁茶。取红枣3～5个切开、小麦仁30克、生甘草5克、饮用水800毫升，小火煮约30分钟，煎水代茶饮。此饮品具有清心火、健脾胃等功效。

2. 虚寒症

脾为阴中之至阴，喜燥而恶湿，脾之健运，有赖于阳气温煦脾土温暖，方能布散水谷。小儿初生，脾胃功能较弱，易发生食积，如果食积在内，"胃不和则卧不安"，内热扰心，亦导致孩子夜间哭闹不止。饮食调养以健脾消积、温中祛寒为调理思路，如小米陈皮粥、白萝卜煮水、焦三仙等。

推荐食方：

(1) 小米陈皮粥。取小米35克、5年以上陈皮3克、饮用水600毫升，小火煮约50分钟。此粥品具有健脾开胃、助消化等功效。

(2) 白萝卜煮水。取白萝卜30克切片、老冰糖适量、饮用水800毫升，小火煮约20分钟，煎水代茶饮。此饮品具有宽肠理气、健脾消食等功效。

(3) 焦三仙。取焦山楂10克、焦麦芽10克、焦神曲10克、饮用水1000毫升，小火煮约40分钟，煎水代茶饮。此饮品具有健脾开胃、消食导滞等功效。

3. 惊恐症

小儿脏腑初成，神气怯弱，易受惊吓。由于小儿的耐受力较成人差，受外界刺激影响较大，如生人、异物、巨响、不良气味等。受惊吓后，可影响小儿脏腑神志功能，惊则气乱、伤神，恐则气下、伤志，而气机紊乱、心神不安就会导致小儿夜间突然啼哭不安，甚至伴有面色青白，时有肢体抽动症状。在幼儿养育过程中，要避免巨响、异物等引起的惊吓。另外，可经常给幼儿做抚触按摩，以增强体质。

婴儿夜啼的食养一日三餐如表5-3所示。

NOTE

表 5-3 婴儿夜啼的食养一日三餐

餐　次	食　谱	食　材
早餐	母乳或婴儿奶粉	母乳或婴儿配方奶粉
早点	蒸蛋黄	蛋黄、饮用水适量、芝麻油
午餐	母乳或婴儿奶粉	母乳或婴儿配方奶粉
	生氽丸子	猪肉、白萝卜丁、青菜叶
午点	水果泥	花牛苹果
晚餐	母乳或婴儿奶粉	母乳或婴儿配方奶粉
	小米陈皮粥	小米、五年以上陈皮、青菜叶
晚点	母乳或婴儿奶粉	母乳或婴儿配方奶粉
饮水	百合莲子茶	银耳、百合、带芯莲子、红枣

课后思考题

1. 婴儿生长和消化具有什么特点？
2. 婴儿湿疹有哪些类型？每种类型有什么特点？
3. 婴儿腹泻的饮食注意事项有哪些？

第二节　幼儿期生理特点及食养配餐

幼儿期是从1岁到3岁，由婴儿食物逐步过渡到摄取普通食物的时期，这一时期各器官系统发育尚不完全，对食物的消化、吸收能力有限，而同时又是饮食习惯形成的重要时期，所以需要对他们的食物营养给予特殊的照顾。

一、幼儿体格发育特点

1. 大脑发育

在幼儿期，个体生理不断发展变化，身高、体重在增长,身体各部分的比例逐渐接近于成人，肌肉、骨骼越来越结实有力，更主要的是神经系统特别是大脑皮质的结构和功能不断成熟与发展。幼儿大脑重量在继续增加，3岁时为1011克，到6～7岁时能达到1280克。这时，皮质细胞的纤维继续增长，分枝增多，并不断地髓鞘化；皮质细胞之间的联系增多，分析综合活动日益完善，皮质各叶相继成熟，皮质抑制功能迅速发展，这就为幼儿的心理发展提供了条件。1～3岁内头围全年可增长2厘米，以后直到15岁，仅增长4～5厘米，达到成人的头围。出生时，新生儿的胸围比头围小1～2厘米；1岁左右，小儿的胸围赶上头围；1岁后至12岁胸围超过头围。

2. 牙齿发育

可以反映骨骼的发育情况。1岁时，婴儿应长出6～8颗乳牙；2岁半时20颗乳牙应全部出齐。

3. 体格生长

幼儿期是指1～3岁的小儿，其体格的生长速度比婴儿期缓慢，但增长仍然较快的时期。2岁后的体重每年约增加2千克，身高每年增长5厘米。正常发育的幼儿，可以用下列公式计算：

$$体重(千克)=周岁数×2+8$$
$$身高(厘米)=周岁数×5+80$$

4. 神经心理发展

语言、记忆及思维想象力、精细运动等发展增快，对外界环境产生好奇心，好模仿，向智能发展过渡。随着年龄的增长与周围交往增多，对客观事物的认识与情感多样化，易产生同情感、荣誉感、信任感，在正确引导下可逐步区别好与坏、喜欢与不喜欢。

5. 语言发展

幼儿期是口语丰富化时期，就语言功能发展来说，幼儿期是由自我中心语言向社会语言过渡的时期。但许多研究者不同意这种看法，认为儿童的语言一开始就具有社会交际的功能。幼儿能够逐渐控制发音器官，区别微小差别的语音，可以发出本国语所包括的全部语音，拥有的词汇量迅速增加。一般来说，幼儿在幼儿初期可掌握500～700个词，到幼儿末期可掌握3500～4000个词。在同一年龄阶段，他们掌握的词汇量因为生活和教育条件的不同会有很大的个别差异。

二、幼儿期常见问题及食养方法

幼儿正处于生长发育时期，新陈代谢旺盛，活动量大，需要的热量和营养逐渐增多，而消化功能尚未健全，咀嚼能力弱，优质的奶及奶制品可以给幼儿提供良好的营养，但不可代替主食。营养过多，容易引起消化不良、呕吐、泄泻；营养不足，容易造成营养缺乏病，如佝偻病、缺铁性贫血等。所以，供给幼儿的营养物，一定要适应幼儿脾胃功能薄弱的生理特点。

(一)便秘

便秘是消化系统常见的症状，粪便在结肠停留时间久了，水分被吸收，使粪便干结不易排出体外，对于幼儿期的宝宝来说，一旦发生便秘，比成人更难解决。宝宝越是排便困难，就越拒绝排便，尤其是当发生肛裂、痔疮时，由于排便导致肛门疼痛，宝宝更不敢排便，形成了恶性循环。因此，避免宝宝便秘是十分重要的事情。

1. 便秘原因

幼儿出现便秘大多数是因为食物中膳食纤维太少，或者进食过少，没有足够多的东西刺激肠壁，使肠道蠕动速度减慢，由于粪便在肠道内停留的时间过长，就会导致大便干燥，引起便秘。幼儿的饮食比较精细，不能食用太多的膳食纤维，加上饭量比较小，很容易发生便秘。

NOTE

对于吃饭少、不喜欢吃蔬菜和杂粮的宝宝，要让宝宝适当增加运动量，还可以帮助宝宝进行腹部按摩，增强对肠道的机械刺激，使肠道蠕动增加，并且要多喝水，养成按时排便的习惯。

2. 便秘的注意事项

经常便秘的宝宝，饮食要忌食辛辣厚味，因为此类食物多能"助火邪""耗真阴"，使津液亏少，大便燥结，如辣椒、姜、羊肉、鸡、鱼等均应少用。宜食清凉润滑之物，凉能清热，润能通肠，热清肠润则大便通畅，如苹果、梨、黄瓜、苦瓜、萝卜、芹菜、莴苣等都极相宜。

3. 推荐食方

(1) 芝麻酱拌菠菜：取新鲜菠菜300克，洗净后焯水沥干切段，芝麻酱适量调拌食用即可。此款菜品具有润肠、解秋燥的功效。

(2) 蒸熟的香蕉/火龙果：取香蕉2个或大火龙果1/2个(小火龙果1个)，将香蕉/火龙果上锅蒸，蒸熟后空腹食用，每日两次。此方具有润肠通便的功效。

幼儿便秘的食养一日三餐如表5-4所示。

表 5-4　幼儿便秘的食养一日三餐

餐　次	食　谱	食　材
早餐	燕麦芹菜泥粥	大米、生燕麦片、芹菜碎、香菇碎
	芝麻酱小卷	芝麻酱、小麦粉
早点	蒸红薯泥	红薯
午餐	小米二米饭	大米、小米
	土豆牛肉粒（或肉糜）	土豆、牛肉、胡萝卜
	木耳青菜碎	黑木耳、鸡毛菜切碎
	鲫鱼豆腐汤	鲫鱼、豆腐、香菜
午点	腰果	腰果切碎
晚餐	大米老南瓜粥	大米、小米、老南瓜
	全麦小馒头	全麦粉、小麦粉
	胡萝卜碎蒸蛋羹	胡萝卜、鸡蛋
	蒜蓉菠菜碎	大蒜少许、菠菜（焯水）
饮水	黄瓜片煮水（热秘）	黄瓜适量

(二)咳嗽

咳嗽本身不是疾病，而是一种症状，是某些疾病引起的一种外在的表现，很多疾病都可以引起咳嗽，比如感冒、气管炎、肺炎、咽炎等。因此，宝宝出现咳嗽的时候，需要先找出咳嗽的病因，对症治疗才能取得好的疗效。

在饮食上，宜给宝宝吃清淡且营养丰富的食物，不要吃刺激性和辛辣的食物，不要给宝宝吃过甜或者过咸的食物，多给宝宝喝水。

1. 风寒咳嗽

(1) 症状。

风寒咳嗽的症状大多数是痰白清稀、鼻塞流清涕、恶寒发热、大便稀溏、小便清长、咳嗽声重、气急咽痒、痰白而稀，常伴头痛、身痛、无汗等。

(2) 饮食注意事项。

风寒咳嗽者，要禁忌寒凉食物、肥甘厚味、鱼腥虾蟹、甜酸食物、吃得太咸、食用补品等，要多吃些清淡易消化和驱寒、止咳的食物，如葱白、生姜、紫苏、大蒜等食物，同时多喝热水，促进身体代谢，补充身体水分，吃新鲜蔬果，保证大便通畅。

(3) 推荐食方。

① 萝卜葱白汤。取白萝卜50克、葱白3根，用800～1000毫升水将萝卜煮熟后，放入葱白煮至一碗，趁热食用。此饮品具有疏风散寒、解表清热的功效。

如若出现痰多泡沫、畏寒等情况，可以加2～3片姜煮水。

② 大蒜水。取大蒜2～3瓣，把大蒜拍碎放入碗中，用100毫升开水冲，滗掉蒜渣，不喜口感的可以加冰糖或者优质蜂蜜，趁热食用，一天2次。此饮品具有宣肺止咳、消炎的功效。

幼儿咳嗽的食养一日三餐如表5-5所示。

表 5-5　幼儿咳嗽的食养一日三餐

餐　次	食　谱	食　材
早餐	大米小米红糖粥	大米、小米、红糖少许
	青菜碎鸡蛋饼	切碎的苋麦菜、鸡蛋、黑芝麻、小麦粉
早点	枸杞炖雪梨	枸杞5粒、雪梨半个
午餐	蔬菜姜丝肉糜龙须面	生菜、姜丝、猪瘦肉、番茄少许、龙须面
午点	甜杏仁	甜杏仁4粒
晚餐	红薯红枣粥	大米、红薯、红枣
	燕麦片小馒头	燕麦片、小麦粉
	葱香萝卜丝	小葱、白萝卜
	小青菜炖豆腐	上海青、豆腐少许
饮水	白萝卜葱白汤	白萝卜一个、带须葱白3根

2. 风热咳嗽

(1) 症状。

风热咳嗽的症状，大多数表现为痰略黄、咽痛口渴、鼻流黄浊涕、舌质红、咳嗽、大便干结、小便短赤。

(2) 饮食注意事项。

风热咳嗽要禁忌煎炸烧烤易上火的食物、辛辣刺激类食物。适宜吃些清淡易消化的食物，以滋阴润肺。清热的食物主要有银耳、雪梨、百合、枇杷、白萝卜、柚子、

NOTE

白菜、茼蒿、黄瓜、冬瓜、丝瓜、莴笋等食物，也可多吃新鲜的蔬菜水果，以补充身体水分，促进身体代谢，保证大便通畅，不生内热。

(3) 推荐食方。

① 蜂蜜蒸白萝卜。取白萝卜1/3个、蜂蜜适量，将萝卜洗净、去皮、挖空中心，倒入蜂蜜，用碗隔水蒸熟。此方具有润肺滋阴的功效。

② 柚子皮、柚子白瓤煮水。取柚子的1/5，先用食盐在柚子上轻轻揉搓(使表皮干净)，把柚子皮和柚子瓤(不包含里面的果肉)用1000毫升水煮开再煮5～10分钟，取汁加少许柠檬汁。此饮品具有清热润肺的功效。

幼儿风热咳嗽的食养一日三餐如表5-6所示。

表5-6　幼儿风热咳嗽的食养一日三餐

餐　次	食　谱	食　材
早餐	大米银耳枸杞粥	大米、银耳、枸杞3粒
	粉蒸胡萝卜丝	玉米面、胡萝卜
	芝麻酱拌菠菜	芝麻酱、菠菜(焯水)
早点	水果	柚子
午餐	燕麦二米饭	大米、燕麦米
	西葫芦炒肉丝	西葫芦、猪肉
	大白菜炖豆皮	大白菜、豆皮
	山药玉米大骨汤	山药、玉米、猪大骨
午点	蜂蜜蒸白萝卜	蜂蜜、白萝卜
	莲子百合粥	大米、莲子、百合、红枣
晚餐	燕麦小馒头	生燕麦片、小麦粉
	秋葵蒸蛋羹	秋葵、鸡蛋
	素炒鸡毛菜	鸡毛菜
饮水	雪梨煮水	雪梨1个

(三)积食

积食是指中医的一个病症，主要是指小儿乳食过量，损伤脾胃，使乳食停滞于中焦所形成的胃肠疾患。积食症多发生于婴儿期和幼儿期，主要表现为腹部胀满、大便干燥或酸臭、矢气臭秽、嗳气酸腐、肚腹胀热。

1岁至1岁半的小儿还不具备自我控制能力，只要见到自己喜欢吃的东西就会停不住口，尤其是到了逢年过节。面对美味佳肴，让这些天真活泼的孩子管住自己的小嘴是很难的，此时孩子的小肚子常常吃得鼓了起来。

俗话说："要想小儿安，三分饥和寒。"意思是说要想小儿不生病，就不要给孩子吃得太饱、穿得太多。无论是哪一种食物再有营养也不能吃得太多，否则不但不能使孩子健康，反而会造成孩子积食，给孩子的身体带来不同程度的损害。

(1) 症状。

积食的孩子往往会出现食欲不振、厌食、口臭、肚子胀、胃部不适、睡眠不安和手脚心发热等症状，甚至引起孩子发烧。主要表现如下。

- 宝宝在睡眠中身子不停地翻动，有时还会咬牙，所谓"食不好，睡不安"。
- 宝宝大开的胃口又缩小了，食欲明显不振。
- 宝宝经常不明原因地哭闹。
- 宝宝常说自己肚子胀、肚子疼。
- 可以发现宝宝鼻梁两侧发青、舌苔白且厚，还能闻到呼出的口气中有酸腐味儿。
- 睫毛几根几根地黏在一起，有时头发也会一根一根地黏在一起。
- 大便不规律，有时干有时稀，颜色会突然加深，如果腹部受凉会排出绿色大便，而且大便味道会很臭。

(2) 注意事项。

宝宝若是积食了，首先收敛性的食物要禁忌，比如莲子、芡实、石榴皮等，因为孩子积食，大便不畅，就不能吃这类食物；忌饮食过饱，孩子没有强烈的饥饿感，就不要强迫孩子吃，因为此时孩子已经处于积食阶段，若继续饮食则会进一步伤害孩子的脾胃。

(3) 推荐食方。

① 糖炒山楂。红糖适量(如宝宝有发热症状，可改用白糖或冰糖)，入锅用小火炒化(为防炒焦，可加少量水)，加入去核的山楂适量，再炒5~6分钟，闻到酸甜味儿即可，每顿饭后让孩子吃一点儿。此方有清肺、消食(尤其是对于吃肉过多引起的积食)的功效。

② 小米南瓜陈皮粥。取小米30克、南瓜适量、陈皮2克、无花果3粒，把南瓜洗净切块，再把小米、陈皮、无花果淘洗后与南瓜一起置于砂锅中，加入适量清水，以大火煮开水转文火至粥熟汤稠。此款粥品有健脾益气、开胃助运的功效。

幼儿积食的食养一日三餐如表5-7所示。

表5-7 幼儿积食的食养一日三餐

餐 次	食 谱	食 材
早餐	小米陈皮粥	小米、5年以上陈皮2克
	南瓜小馒头	南瓜和面、小麦粉
	水炒鸡蛋	小葱少许、鸡蛋
早点	水果	蒸香蕉
午餐	紫薯丁二米饭	大米、紫薯丁
	清蒸鲈鱼	姜丝少许、鲈鱼
	丝瓜炒白玉菇	丝瓜、白玉菇、番茄少许
	青菜海米汤	小白菜、海米、紫菜
午点	糖炒山楂	糖少许、山楂
晚餐	糙米腰果红枣糊	糙米、腰果、红枣
	葱花小油卷	小葱、面粉
	素炒三丝	土豆、胡萝卜、青椒
	蒜香香菇莜麦菜	大蒜少许、香菇、莜麦菜
饮水	苹果煮水	苹果

第三节　学龄前儿童的生理特点及食养配餐

一、学龄前儿童年龄阶段及生理特点

3岁至6、7岁进入小学前，称为"学龄前期"。与3岁前相比，此期孩子生长发育速度减慢，脑及神经系统发育持续并逐渐成熟。而与成人相比，儿童仍然处于迅速生长发育之中，个性上更加活泼好动。学龄前期儿童心理上具有好奇、注意力分散、喜欢模仿等特点，具有很强的可塑性，是培养良好生活习惯、良好道德品质的重要时期。

1. 体格发育特点

与婴儿期相比，学龄前儿童体格发育速度相对减慢，但仍保持稳步地增长，其下肢增长幅度超过头颅和躯干，使头颅、躯干和下肢形成较为匀称的比例。此期间体重总增长约5.5千克(年增长约2千克)，身高总增长约21厘米(年增长约5厘米)。2岁至青春前期，体重、身高增长的粗略估计公式为

体重(千克)=年龄×2+7(或8)；身高(厘米)=年龄×7+70

学龄前生长发育在一定的范围内受遗传、环境等因素的影响而出现相当大的个体差异，儿童生长发育的水平在一定的范围内波动，身高、体重的正常参考值是群体儿童的平均水平。在评价个体儿童生长时需考虑影响其生长的多种因素，如遗传、性别等内在因素以及营养、教育、训练在内的环境因素等。此外，儿童在生长发育过程中难免会遭遇各种各样的疾病，如感冒、发热、咳嗽、腹泻等，常会引起营养素消耗增加，也能影响儿童的食欲和营养摄入。因此，患病儿童的体重、身高可明显低于同龄儿童，出现明显或不明显的生长发育迟缓。当克服疾病等阻碍其生长发育的不良因素后，儿童会出现加速生长，即"赶上生长"，也称"生长追赶"。要让孩子"赶上生长"，需要在疾病恢复期的较长一段时间内为儿童做好身体需要准备，即根据孩子的体质、身体偏性给予适合的饮食结构和正确饮食方式。

2. 脑及神经系统发育特点

3周岁时儿童神经细胞的分化已基本完成，但脑细胞体积的增大及神经纤维的髓鞘化仍继续进行。4～6岁时，脑组织进一步发育，可达到成人脑重的86%～90%。

3. 消化功能发育特点

儿童3周岁时20颗乳牙已发育完善，6岁时第一颗恒牙可能萌出，但咀嚼能力仅达到成人的40%，消化能力也仍有限，尤其是对固体食物需要较长时间适应，不能过早进食成人膳食，以免导致消化不良，造成营养不良，优质的奶及奶制品可以为学龄儿童提供优质蛋白，不过量即可。

4. 心理发育特征

5～6岁儿童具有短暂控制注意力的能力，但注意力分散仍然是学龄前儿童的行为

表现特征之一，这一特征在饮食行为上的反应是不专心进餐，吃饭时边吃边玩，使进餐时间延长，食物摄入不足而致发育迟缓。学龄前儿童个性有明显的发展，生活基本能自理，主动性强，好奇心重。在行为方面表现为独立性和主动性，变得不那么听话了，什么事都要自己来，在饮食行为上的反应是自我做主，对父母要求其进食的食物产生反感甚至厌恶，久之会导致挑食、偏食等不良饮食行为和营养不良。3~6岁小儿模仿能力极强，家庭成员尤其是父母的行为常是其模仿的主要对象。家庭成员应有良好的饮食习惯，为小儿树立榜样。

二、学龄前儿童常见问题及食养方法

(一)积食

"四时欲得小儿安，常要三分饥与寒"，民间的谚语有一定的道理，现在的孩子多是独生子女，父母、老人对其娇宠备至，最怕心肝宝贝营养不良、吃苦受冻，殊不知现在孩子的很多问题都是进食过多引起的，比如积食。

积食一般发生于人们吃得过多或者过饱的时候，是由于食物短时间集中在胃中无法及时消化，所以会导致胃胀不舒服等症状，特别是晚上孩子不宜进食过多，以免引起消化不良。

1.积食的症状

(1) 观察温度。

腹部温度比四肢温度高，手脚心发热。

(2) 观察舌苔。

看一下舌苔是否黄、厚腻，是否有花斑舌。舌头中间代表的是脾胃区，如果有就表明积食、体内有热了，更甚者还会引起发烧。

(3) 大便颜色、次数突然变化。

大便不规律，有时会干有时会稀，颜色会突然加深，如果腹部受凉会排出绿色大便，而且味道会很臭。

(4) 睫毛黏在一起。

睫毛几根几根地黏在一起，有时头发也会一根一根地黏在一起，这也是积食的症状。

(5) 睡不稳，易醒。

如果晚上吃太多，脾胃不消化，就会出现睡觉不老实的情况，有时也会出现磨牙，但是磨牙不一定都是积食引起的，孩子磨牙的原因有很多，比如体内有蛔虫、积食、晚上精神太兴奋，换牙期间钙不足也会引起磨牙。

(6) 口有异味儿、口臭。

早上起来的时候，让宝宝哈一口气闻一下，如果有酸臭味儿就要引起注意了。当然，有一种情况除外，就是牙龈炎、蛀牙的孩子也会有口气。

NOTE

(7) 腹胀，肚子硬。

有些孩子会出现肚子特别硬，用手敲一下有硬邦邦的响声，有胀气，这也是积食的前兆。

2. 积食后果

(1) 导致肠蠕动减慢，大便干结甚至便秘。

(2) 上吐下泻。

(3) 容易生内热，导致扁桃体发炎、感冒、咳嗽甚至发烧。

(4) 长期积食易伤害脾胃，影响消化以及食物吸收，导致心气虚，出现盗汗、自汗情况。

长此以往，孩子脾胃就会越来越弱，容易造成积食、便秘甚至发烧等情况，如果情况更严重，孩子脾胃消化吸收能力很弱，就可能造成营养不良、发育不良等情况。

3. 饮食注意事项

(1) 忌芡实等收敛性食物。

芡实、石榴皮等都有收敛的功效，若宝宝出现腹泻，可以用此食材，但如果是孩子积食，大便不畅，就不能吃这类食物。

(2) 忌饮食过饱。

若孩子没有强烈的饥饿感，就不要强迫孩子吃，因为此时孩子已经处于积食的阶段，东西没有消化，若继续饮食，则会进一步伤害孩子脾胃。

(3) 晚餐忌食肉类。

正常情况下，吃到胃里的食物，2~4个小时就排空了，素食会快一些，但肉食就慢一些，需要6~8个小时。如果给孩子吃的肉食太多，胃没有排空的时间，时间久了就形成积食，食物腐到胃里了，这时候就容易形成口臭。其实，口臭就是食物腐烂的味道。另外，肉类中的蛋白质会在肠道中分解产生刺激性气味儿，这就是造成大便臭的原因。

4. 推荐食方

(1) 自制山楂酱。

食材：新鲜山楂1000克、优质冰糖适量。

做法：山楂洗净后除根蒂去籽，冰糖加少许水置于锅内煮开，小火煮至冰糖全部融化后加入山楂，然后小火慢煮，不断搅拌，待成果泥状时关火，冷却后即可。

(2) 陈皮面汤：健脾理气、开胃助运。

食材：小麦粉10克、陈皮2克、枸杞2~4粒。

做法：小麦粉加水搅匀成面糊状，锅中加水放入陈皮煮沸，倒入面糊搅匀，放入枸杞，煮熟后盛出食用。

学前儿童积食的食养一日三餐如表5-8所示。

表 5-8　学前儿童积食的食养一日三餐

餐 次	食 谱	食 材
早餐	小米南瓜粥	小麦、南瓜、枸杞
	玉米面馒头	小麦粉、玉米面
	茄汁西葫芦	西葫芦、番茄、黑木耳
早点	水果	橙子
午餐	小米二米饭	大米、小米
	宫保鸡丁	鸡肉、黄瓜、胡萝卜、彩黄椒
	清炒绿苋菜	绿苋菜焯水
	银耳雪梨山楂红枣汤	银耳、雪梨、山楂干、红枣
午点	蒸火龙果	火龙果
	陈皮面汤	小麦粉、陈皮
晚餐	黑米双色卷	小麦粉、黑米面、芝麻酱
	香菇丝瓜炖豆腐	丝瓜、豆腐、香菇
	麻酱拌长豆角	长豆角焯水、芝麻酱适量
饮水	山楂干煮水	山楂干

(二)便秘

便秘是指大便秘结不通、排便时间延长、排便次数减少、排便困难、粪便干结或有便意而排便困难。正常人每日排便1～2次或1～2日排便1次，便秘患者每周排便少于3次，并且排便费力，粪质硬结、量少。

便秘有热秘、冷秘、气秘之分，学龄前儿童常见的是热秘。

热秘：指由于胃肠积热即燥热内结、耗伤津液，使大肠传导失润、大便干结而引起的便秘。热秘的发生多由于素体阳盛或饮食辛辣厚味，或热病之后燥热内结、灼伤津液、腑气不通而致肠道郁热、失于濡润。

(1) 热秘的症状：大便秘结或热结旁流、腹胀腹痛、面红身热、高热、出汗口渴、口干口臭、心烦不安、小便短赤、舌红苔燥或苔黑起刺。

(2) 热秘易发人群：素体阳盛，嗜酒、喜食辛辣食物，或热病之后的人。

(3) 热秘饮食原则：泻热导滞、润肠通便、调理肠道。

(4) 热秘注意事项：

① 忌食辛辣厚味，因为此类食物多能"助火邪""耗真阴"，使津液亏少，大便燥结，如辣椒、姜、羊肉、狗肉、鸡、鱼、酒等均应少用。

② 宜食清凉润滑之物，凉能清热，润能通肠，热清肠润则大便通畅，如苹果、梨、黄瓜、苦瓜、萝卜、芹菜、莴苣等都极相宜。

(5) 推荐食方。

① 芝麻酱拌菠菜：润肠通便。

食材：新鲜菠菜300克。

做法：菠菜洗净后焯水沥干切段，芝麻酱适量调拌食用即可。

② 鲜竹笋拌芹菜：清热通便。

食材：鲜竹笋200克、芹菜200克。

做法：竹笋切片，芹菜切段，开水焯熟，锅内加入适量食用油，放入焯好的竹笋、芹菜，加入调料即可。

③ 无花果：润肠通便。

原料：新鲜的无花果或无花果干，每日5～6颗。

④ 亚麻籽煮水：润肠通便。

食材：亚麻籽10克。

做法：加饮用水2500毫升，小火煮约10分钟，代替一日饮用水。

⑤ 果蔬汁：火龙果梨柠檬汁。

食材：火龙果1/2个、梨1/2个、柠檬1/2个。

做法：火龙果、梨、柠檬洗净后，梨带皮去核、火龙果外皮去掉瓣叶、柠檬取汁，将处理好的火龙果、梨、柠檬汁放在榨汁机中榨汁饮用。

学前儿童便秘的食养一日三餐如表5-9所示。

表5-9　学前儿童便秘的食养一日三餐

餐 次	食 谱	食 材
早餐	小米燕麦枸杞粥	小米、燕麦片、枸杞
	茄子鸡蛋饼	小麦粉、鸡蛋、茄子、小葱
	丝瓜炒木耳	丝瓜、黑木耳
早点	杏仁无花果米糊	糙米、甜杏仁、无花果
	玉米二米饭	大米、玉米粒
午餐	番茄金针菇鱼片	龙利鱼鱼片、金针菇、番茄
	清炒小白菜	小白菜
	紫菜豆腐汤	紫菜、豆腐、香菜
午点	水果	软桃
晚餐	香菇胡萝卜青菜粥	大米、香菇、胡萝卜、小青菜
	麻酱卷	小麦粉、芝麻酱
	杏鲍菇炒西蓝花	西蓝花、杏鲍菇、彩红椒
	白灼秋葵	秋葵
饮水	亚麻籽煮水	亚麻籽

(三)盗汗

盗汗一年四季都会出现，是气虚的一种表现，由于自身的气固摄不住汗，从而导致汗流出。盗汗和自汗的区别：盗汗是在睡眠中出汗，醒来汗出自行停止；自汗是不分睡眠或清醒，稍有活动就会出汗。因为天气热适当出汗是可以的，但如果不分季节地爱出汗、出汗多就需要引起重视，因为"汗为心之液""汗血同源"，过多地出汗相当于在流血，对身体的损耗很大。孩子正处于生长旺盛期，经常盗汗对孩子影响很大，可能会使孩子出现身高、体重双双在平均水平之下。孩子积食也会引起盗汗。

(1) 盗汗症状：入睡后2小时出汗，醒来汗止。

(2) 饮食原则：忌食辛辣刺激的食物，如辣椒、花椒等利于发散的食物，以免使出汗情况加重，宜食一些容易消化的食物。

(3) 食疗措施：健脾养胃，敛汗补气。

(4) 注意事项。

① 调整饮食。

晚餐不宜吃难以消化的肉制品，临睡前尽量不要再摄入食物，应选择容易消化的食物。

② 避免积食。

可以观察孩子近期状况，如果嘴巴有异味儿，吃饭不好，睡觉不安稳、翻腾，便秘，就要注意孩子可能是积食了。长期积食会导致脾胃更弱，使小肠吸收变差，身体虚。例如不经过发酵的饼类、烩面、拉面、大肉、虾蟹、甜点都要少吃。

③ 晚上出汗多。

凌晨3～5点出汗多，说明孩子肺热、肺气弱，饮食上宜选择白色滋阴润肺的食物，如银耳、莲藕、梨、荸荠、莲子、山药等。

④ 孩子伴有舌尖红、溃疡、手脚心热、出汗的情况及瘦弱、小肠吸收差的情况，多见于心火旺、心气弱，可选择苦味儿的生菜、莜麦菜、莲子以及红色养心的食材。推荐：大黄米、小麦仁、番茄、毛桃、南瓜、胡萝卜、红薯、紫薯、山药、土豆、花生、黑大豆等。

(5) 推荐食方。

① 小麦仁/浮小麦煮水：敛汗止汗。

食材：浮小麦8～10克。

做法：浮小麦清洗干净，加800～1000毫升水，文火煮10～15分钟代茶饮。

② 大黄米花生红枣粥：补中益气、敛汗止汗。

食材：大米15克、大黄米5克、花生5克、红枣4克。

做法：花生(如果时间比较紧的话，花生可以提前浸泡)、红枣洗净备用；大米、大黄米淘洗干净；锅里加500mL水，烧开后放入原料，再煮40分钟左右即可。

③ 小米山药枸杞粥：补中益气。

食材：小米30克、淮山药20克、枸杞2克。

做法：山药洗净、去皮(注意山药表面的毛刺)，切成块状；小米淘洗干净，枸杞洗净(浸泡备用)，锅中加适量水，大火烧开后放入小米、山药，小火慢煮，大约煮40分钟后加入枸杞，再焖5分钟左右即可。

NOTE

④ 麦仁米糊：健脾养胃，敛汗止汗。

食材：大米15克、小麦仁10克、花生5克、红枣15克。

做法：所有食材洗净，花生、红枣、小麦仁浸泡备用，往机器中加入适量饮用水，放入所有原料，打开机器按其要求操作。

学前儿童盗汗的食养一日三餐如表5-10所示。

表5-10　学前儿童盗汗的食养一日三餐

餐 次	食 谱	食 材
早餐	玉米花生粥	大米、玉米楂、花生
	西葫芦鸡蛋饼	小麦粉、西葫芦、鸡蛋、小葱
	彩椒佛手瓜	佛手瓜、青椒、彩椒
早点	蒸紫薯	紫薯
午餐	大黄米二米饭	大米、大黄米
	番茄炖牛肉	牛肉、番茄、山药
	清炒生菜	生菜
	丝瓜豆腐汤	丝瓜、豆腐、香菜
午点	水果	苹果
晚餐	藕丁枸杞粥	小米、莲藕、枸杞
	葱油卷	小麦粉、小葱
	红烧土豆片	土豆、胡萝卜
	香菇炒西蓝花	西蓝花、香菇
饮水	小麦仁煮水	小麦仁

(四)感冒

感冒一年四季均可发生，气候变化及冬春两季发病率最高，常见的感冒有风寒感冒和风热感冒两种，气温变化比较大时，很多人会因受寒而感冒，尤其是体质比较弱、抵抗力低的孩子就更明显。避免风寒感冒首先要注意添衣保暖，孩子在中午温度高时或者奔跑之后容易出汗，此时不可将衣物减少，以防止受凉感冒。平时要注意增强孩子的身体抵抗力，以避免每次生病对身体的冲击，如果受寒后要及时采取保暖措施。

1. 风寒感冒

(1) 风寒感冒症状：发热恶寒、头痛身痛、鼻青流涕、舌淡红、苔薄白。

(2) 风寒感冒饮食原则：疏风散寒、辛温解表。

(3) 风寒感冒注意事项：

① 宜食辛味温热性食物，如生姜、葱白、豆豉等，忌食冰制饮料、螃蟹、鸭肉、香蕉、西瓜等生性寒凉的食物。

② 感冒初期宜吃清淡的稀软食物，如白米粥、米汤、煮时间长的面；忌吃油腻、黏滞、酸腥、滋补食品，如猪肉、鸡肉、阿胶、螃蟹、虾、龙眼、糯米饭以及甜点，以防闭门留寇，不易驱除外邪。

③ 宜多饮白开水，以补充身体中的水分，这样有利于毒素的排出，多吃水果、蔬菜以保持大便通畅、尿量正常。

(4) 推荐食方。

① 姜糖饮：解表散寒、和胃宽中。

食材：生姜10克、红糖15克。

做法：生姜洗净、切丝，沸水焖泡15分钟后加红糖调匀，趁热喝下，温覆取汗。

② 神仙粥：发汗解表。

食材：带须葱白3根、3片生姜、盐少许、大米40克。

做法：将带须葱白、生姜洗净，备用；大米淘洗干净后放入砂锅中，加入适量水大火烧沸，再用文火熬煮至五分熟时加入洗好的带须葱白、生姜、醋，继续煮至粥状即可。

③ 生姜煮水泡脚：发汗解表。

食材：生姜7片、2勺米醋。

做法：取生姜7片，加热水1500毫升煎煮 5分钟，滤除姜渣于容器中，然后加入2勺米醋，待温后把脚放入姜水中，若水凉可继续加温水再浸泡，直到微微出汗达到目的。

④ 双葱萝卜生姜饮：疏风散寒、辛温解表。

食材：洋葱1/2个、大葱带须葱白3根、生姜2片、白萝卜适量。

做法：将所有的食材清洗后加水适量置于砂锅中，待水煮开后再煮10～15分钟，汤汁微热时即可饮用，每日1～2次，待症状消失后即可停止饮用。

学前儿童感冒的食养一日三餐如表5-11所示。

表 5-11　学前儿童感冒的食养一日三餐

餐 次	食 谱	食 材
早餐	神仙粥	大米、生姜、葱白
	南瓜馒头	小麦粉、南瓜
	茄子炒长豆角	茄子、长豆角、彩红椒
早点	坚果	核桃仁
午餐	燕麦二米饭	大米、燕麦
	土豆炖排骨	猪小排、土豆、胡萝卜
	清炒上海青	上海青
	蘑菇酸汤	蘑菇、白玉菇、番茄、香菜
午点	水果	苹果
晚餐	红糖面汤	小麦粉、红糖
	葱油卷	小麦粉、小葱
	咖喱花菜	花菜、胡萝卜、咖喱少量
	青菜炒豆皮	小青菜、豆腐皮
饮水	姜枣茶	生姜、红枣

2. 风热感冒

(1) 风热感冒症状：发热、鼻塞流浊涕、咽喉肿痛、目赤、舌苔薄白或薄黄。

(2) 风热感冒饮食原则：辛凉解表、清热解毒。

(3) 风热感冒注意事项：

风热感冒往往伴有咽喉肿痛、嗓子不舒服症状，饮食应注意以下几点。

① 禁忌辛辣刺激、香燥、温热性食物，如辣椒、葱、韭菜、炒花生、炒瓜子、烟、酒、狗肉、羊肉、荔枝、龙眼等。

② 宜食梨、荸荠、绿豆、罗汉果、薄荷等。

(4) 推荐食方：

① 果蔬汁(猕猴桃、黄瓜榨汁)：清热解毒、利水消肿。

食材：猕猴桃1个、黄瓜1根。

做法：将猕猴桃削皮后切成小块儿，黄瓜一并切小块儿，所有食材都准备好开始榨汁儿，依次慢慢放入切好的食材，慢慢地压榨即可。

② 清热茶(黄瓜把煮水)：清热利水。

食材：黄瓜把3～5根。

做法：取3～5根黄瓜把加入4000毫升水，大火煮开，中小火再煮10分钟左右即可。

③ 薄荷粥：疏风散热、清利头目。

食材：鲜薄荷10克、大米30克。

做法：将薄荷洗净放入砂锅内，加水适量煮5分钟，去渣、留汁待用；将大米淘洗干净，置于砂锅中加入清水适量，大火烧沸，用文火煮至九成熟，加入薄荷汁，继续煮成粥即可。

学前儿童风热感冒的食养一日三餐如表5-12所示。

表5-12　学前儿童风热感冒的食养一日三餐

餐　次	食　谱	食　材
早餐	银耳雪梨粥	大米、银耳、雪梨、枸杞
	红豆包	小麦粉、红小豆
	青瓜炒木耳	青瓜、彩红椒、黑木耳
早点	水果	猕猴桃
午餐	小米二米饭	大米、小米
	清蒸鱼	鲜鱼
	芹香蔬菜丁	芹菜、杏鲍菇、胡萝卜、玉米粒
	青菜豆腐汤	小青菜、豆腐、紫菜
午点	坚果	巴旦木
晚餐	薄荷粥	大米、鲜薄荷
	紫薯馒头	小麦粉、紫薯
	香菇炒冬瓜	冬瓜、香菇、胡萝卜
	清炒小白菜	小白菜
饮水	黄瓜把煮水	黄瓜把

第四节　青少年期生理特点及食养配餐

一、青少年期的年龄阶段

青少年期肌体合成代谢速度加快，身高、体重迅速增加，肌体各器官功能也在不断强盛。青春期介于童年与成年之间，是儿童转向成人角色的过渡时期，也是性成熟的过程。13～18岁为青少年期，又称少年期或青春期。

二、青春期生长发育的一般特点

青春期早期以生长速度加快为主要特征；中期以性发育和第二性征出现为主要特征，女性月经初潮，男性首次遗精，而生长速度减慢；后期则性腺发育成熟，第二性征达到成人型，骨骼逐渐愈合。在这个过渡时期，在神经系统和内分泌的影响下，人体的外部形态、身体机能、心理、智力、思想、感情、意志、行为等方面都比儿童时期有明显的发展。

1. 身高突增

青少年期是生理发育的高峰期，身体和生理机能都发生了急速变化。身高迅速增长，是青春期外形最为明显的变化。由于遗传、性别、环境、营养等社会因素影响，青春期发育体格增长存在比较大的个体差异。青春期生长发育以体格第二次突增开始，生长突增开始的年龄、增幅大小及持续时间均因性别的不同而存在差异化，男孩体格突增开始的年龄会比女孩晚2年，女孩在9～11岁，男孩在11～13岁。女孩在身高体格突增的1年后，出现月经初潮，来月经后身高增长开始减慢。整体而言，男孩青春期持续的时间要长于女孩，女孩在17岁左右结束，男孩在22岁左右结束，男孩身高的增长幅度也大于女孩，男孩身高每年增长7～9厘米，最多可达10～12厘米，整个青春期身高平均增长28厘米，女孩每年增长5～7厘米，最多可达9～10厘米，整个青春期身高平均会增长25厘米。到成年后，男性身高则比女性平均高10厘米左右。

2. 体格发育

青春期从体格生长突增开始，到骨骼完全愈合、躯干停止生长、性发育成熟结束。这段时间，器官体积增大，功能逐渐成熟，肌肉也逐渐发达，体力迅速增强，尤其是大脑机能和心理发育也进入高峰期。

整体来讲，男孩骨骼比女孩骨骼约重20%，承受力和耐久力都比女孩高。男孩的四肢较长，肩宽，躯干较窄，骨密度较厚，身体重量大。女孩则四肢较短，躯干较长，骨盆宽大，重心偏低，肩窄，胸廓小，下肢较上肢发达。

NOTE

3．内脏器官发育

(1) 运动系统发育。

男孩的肌肉要比女孩更为发达，力量较大。而女孩的关节韧带弹性好，柔韧性强。

(2) 心血管系统发育。

女孩心脏的体积、容量、重量和血液量所占体重的百分比都要少于男孩，血压低于男孩，而心率高于男孩，因此女孩的心脏功能较男孩弱一些。

(3) 呼吸系统发育。

男孩的胸部肌肉发育及肺活量普遍高于女孩，这些特点说明女孩的肺功能整体较男孩偏弱，耐力偏差。

由以上发育特点可以看出，男孩适合运动量大、耐力大的活动，女孩则适合韧性强、技巧类的活动。

(4) 生殖器官的发育。

在青春期之前，女孩的卵巢与出生时比较无明显变化。在7～8岁时，由于脑垂体趋于成熟，内分泌功能已经建立，卵巢得到营养和刺激后，雌激素开始产生，在雌激素的影响和作用下，女孩乳房开始发育。

青春期的男孩也出现第二性征，受雄激素的影响，男孩的各个器官也逐渐发育成熟。生殖系统发育增快并且迅速成熟，到青春晚期已具备了生殖能力。第二性征迅速发育，男女两性的形态差异也更为明显。

男孩进入发育期最重要的标志是性器官的成熟，男性的生殖器官包括内、外生殖器官两部分。其中，内生殖器官包括附睾、输精管和精囊腺、前列腺；外生殖器官包括阴囊和阴茎。

另外，男性长胡须、喉结凸出和变声、出现遗精都是第二性征的明显标志。

女性的生殖器官也分为内、外生殖器官两部分，内生殖器官位于盆腔内部，包括卵巢、输卵管、子宫和阴道；外生殖器官则包括阴蒂、大小阴唇、处女膜。

女性月经初潮、乳房发育是青春期最显著的标志。

三、青春期常见问题及食养方法

青少年时期气血渐盛，肾气旺盛，活动量大，学习负担重，对于能量和营养的需要超过成年人，奶及奶制品是易吸收、方便携带的营养补充食品，特殊体质慎用，由于饮食不当、熬夜、环境等方面的影响，也会出现常见的身体问题。

1．痤疮等皮肤问题

痤疮，又称"青春疙瘩"，是毛囊与皮脂腺的慢性炎症性皮肤问题，多发于青春期的男女，主要集中出现在面部、头皮、胸部、背部等皮脂腺丰富的部位。痤疮的出现与特殊生理阶段的内分泌失调、雄性激素水平增高有关，造成紊乱的原因和饮食过于辛辣油腻、肠胃功能障碍、便秘有关，即肠胃湿热内生、蕴阻于肌肤而成。出现痤疮后切忌用手挤压，以免出现感染、遗留疤痕等问题。保证二便的通畅是调理痤疮的基础。

1) 饮食原则

禁忌：辛辣刺激之物，如辣椒、大蒜等；发物，如海鲜、羊肉等；甜食、碳酸饮料等。

宜食：新鲜果蔬，如芹菜、生菜、菠菜、西葫芦、冬瓜、苹果、梨等食材。

2) 推荐食方

(1) 冬瓜煮水饮：冬瓜200克，水1500毫升左右煮10分钟，代茶饮，适用于下巴及嘴巴周围长痘，且伴有小便黄赤症状。

(2) 白菜煮水饮：白菜200克，水1500毫升左右煮10分钟，代茶饮，适用于脸颊长痘及伴有大便干结症状。

(3) 大米燕麦银耳莲子粥：取大米20克、燕麦片10克、银耳适量，带芯莲子3～5粒，熬粥即可，适用于鼻头及额头长痘及失眠、虚烦症状。

(4) 果蔬汁：新鲜桃、梨各1个，用果汁机打汁即可，适用于鼻头及鼻翼两侧长痘症状。

青少年出现皮肤问题的食养一日三餐如表5-13所示。

表 5-13　青少年出现皮肤问题的食养一日三餐

餐　次	食　谱	食　材
早餐	大米燕麦黄豆糊	大米、燕麦、黄豆
	水煮玉米	玉米
	丝瓜炒黑木耳	丝瓜、黑木耳
	茄子包子	小麦粉、茄子
早点	软桃	软桃
午餐	蒸二米饭	大米、糙米
	西芹百合	芹菜、百合
	清蒸鲈鱼	鲈鱼
	坚果碎拌生菜	生腰果、生菜
	紫菜黄瓜汤	紫菜、黄瓜、虾皮
午点	苹果	苹果
晚餐	大米丝瓜粥	大米、丝瓜、芝麻盐
	白灼芥蓝	芥蓝
	彩椒炒绿豆芽	彩红椒、绿豆芽
	紫甘蓝煎饼	小麦粉、紫甘蓝、花生碎、亚麻籽

NOTE

2. 鼻炎

青少年正处于身体发育阶段，鼻黏膜相对稚嫩，也是鼻炎的高发人群，一旦患有鼻炎，就会出现记忆力下降、注意力不集中、嗜睡等症状，对生活和学习都会造成一定的影响。

最常见的是过敏性鼻炎。过敏性鼻炎的主要症状是鼻子发痒、打喷嚏、流清鼻涕，同时伴有不同程度的鼻塞、嗅觉减退、头痛、耳鸣、流泪、张嘴呼吸、咳嗽等症状。一般过敏性鼻炎的人群多属于过敏体质，在遇到花粉、粉尘、动物毛发和特殊气味儿时症状会更加明显，所以远离变应原是第一步。中医上讲，鼻炎的发生和肺、脾、肾功能减弱有关，通过饮食加强脏腑功能，提升免疫力，在一定的程度上可以有效预防及缓解鼻炎的发生。和青春期长痘相同，要保证肠道通畅，这也是调理便秘的基础原则。

1) 饮食原则

禁忌：海鲜、牛奶等容易引发过敏的食物；辛辣刺激的食物。

宜食：糙米、山药、白菜、白萝卜、青菜等。

2) 推荐食方

(1) 生姜大葱饮：取生姜3片、葱白(带葱须)6根煮汤，适用于因着凉而引发的鼻塞、流清涕症状。

(2) 山药百合粥：取大米30克、干百合5克、淮山药30克煮粥，适用于鼻炎出现的咳嗽、体虚、气短症状。

青少年鼻炎的食养一日三餐如表5-14所示。

表 5-14　青少年鼻炎的食养一日三餐

餐 次	食 谱	食 材
早餐	小米花生粥	小米、花生、无花果
	蒸山药	铁棍山药
	桃仁炒茼蒿	核桃仁、茼蒿
	鸡蛋饼	小麦粉、鸡蛋、小葱
早点	软桃	软桃
午餐	蒸二米饭	大米、燕麦
	茄汁花菜	西红柿、花菜
	土豆炖牛腩	土豆、牛腩、西红柿
	白菜炖豆腐	白菜、豆腐
	银耳百合汤	银耳、百合、苹果、枸杞
午点	火龙果	火龙果
晚餐	黑米红枣粥	大米、黑米、红枣
	丝瓜炒木耳	丝瓜、黑木耳
	麻酱拌苋菜	芝麻酱、苋菜
	馒头	小麦粉

3. 肥胖

肥胖是多种慢性疾病的源头，青少年时期的肥胖问题如不及时纠正，可能导致终生肥胖，在成年后会提前诱发高血压、动脉硬化、冠心病、糖尿病等慢性疾病。

肥胖症是由多种因素引起的慢性代谢性疾病，超重和肥胖会引发一系列的健康、社会和心理问题。任何形式的肥胖都是因为热量的摄入超过消耗，并以脂肪形式储存起来的结果。肥胖在任何年龄段都有可能发生，儿童和青少年时为发病的高峰期。

(1) 理想体重。

我国目前应用的BMI标准如表5-15所示。单纯地通过体重并不能真实反映一个人的肥胖程度，计算理想体重的简易计算方法是：

$$理想体重(千克)=身高(厘米)-105$$

参考标准：所得结果在理想体重上下浮动10%为正常，大于20%为肥胖。

(2) 体重指数(BMI)。

$$BMI=体重(千克)/身高(米)^2$$

表 5-15　我国目前应用的 BMI 标准

BMI	类　别
<18.5	偏瘦
18.5 ～ 23.9	标准
24 ～ 27.9	超重
≥ 28	肥胖

(3) 腰围(WC)。

正常腰围的判断标准如下。

男：WC≤85厘米为正常范围，85～90厘米为超重，WC≥90厘米为肥胖。

女：WC≤80厘米为正常范围，80～85厘米为超重，WC≥85厘米为肥胖。

(4) 腰臀比(WHR)。

腰臀比是腰围和臀围的比值，是判定中心型肥胖的重要指标。

男性的腰臀比不大于0.9，女性的腰臀比不大于0.8，若超过正常范围则为中心型肥胖。

(5) 身体脂肪率。

身体脂肪量占全身的重量比，一般可以通过人体成分分析仪来测量。一般情况下，男性体脂率大于25%、女性体脂率大于30%可视为肥胖。

造成青少年时期肥胖的原因有以下方面。

① 饮食混乱，营养失衡。

② 久坐不动，缺乏运动。

③ 压力、情绪不稳定，内分泌失调。

④ 遗传因素。

中医认为，肥胖的原因主要和脾胃功能失调有关，脾虚则痰湿内蓄、代谢障碍，从而引发肥胖。

饮食原则：

① 控制饭量，特别是晚饭的摄入量要减少。

② 减少或不吃零食，控制热量摄入。

③ 少食甜食、油炸及肥甘厚腻食物，减少烹调用油。

④ 减少动物内脏摄入。

⑤ 多食新鲜果蔬及大豆制品，增加膳食纤维的摄入。

另外，保持适当运动，对于体重控制也可以起到事半功倍的作用。

推荐食方：

① 海带冬瓜汤：用冬瓜200克、新鲜海带100克煮汤即可，适用于肥胖且湿热体质的人群。

② 木耳豆腐汤：用黑木耳15克、豆腐200克煮汤即可，适用于肥胖且体虚的人群。

③ 芹菜拌黑木耳：用芹菜250克、泡发黑木耳20克焯水凉拌即可，适用于肥胖且内脏脂肪高的人群。

青少年肥胖的食养一日三餐如表5-16所示。

表 5-16　青少年肥胖的食养一日三餐

餐　次	食　谱	食　材
早餐	田园时蔬粥	燕麦、玉米、青豆、西蓝花、芝麻盐
	蒜蓉蒸茄子	蒜、紫皮茄子
	水煮蛋	鸡蛋
	全麦煎饼	小麦粉、黑芝麻
早点	软桃	软桃
午餐	蒸二米饭	大米、燕麦米
	酱牛肉	牛肉
	金针菇拌时蔬	金针菇、菠菜
	豆角炒黑木耳	豆角、黑木耳
	番茄虾仁汤	番茄、虾仁、香菇、金针菇
午点	猕猴桃	猕猴桃
晚餐	藜麦腰果粥	藜麦、小米、腰果
	彩椒烩冬瓜	青椒、冬瓜
	白灼芥蓝	芥蓝
	千张卷菜	千张、黄瓜、胡萝卜、生菜

第五节　孕期生理特点及食养配餐

当爱的花蕾绽放时，人们会用婚姻来表明，然而婚育年龄与婚姻幸福的紧密联系却常常被人忽略，中国婚姻法规定："结婚年龄男不得早于22周岁，女不得早于20周岁。"就是说低于这个年龄是不能结婚的，但也并非是到了这个年龄就一定要结婚，原因主要有以下几点。

(1) 一般来说，女子年满20岁时身体发育虽然到了一定的程度，但还没有达到完全成熟的阶段。拿我们的骨骼来说，要完成全部骨骼的钙化一般要到23～25岁。如果发育还未完全成熟就结婚、生育，会加重身体负担，势必影响以后发育。尤其是怀孕后还要从身体里抽出钙等微量元素来满足胎儿生长发育所需，这对母亲和孩子都是不利的，并且还会出现后代因营养不足而出现体弱多病的现象。

(2) 男女青年在20岁左右，大脑发育正处于内部构造逐渐复杂化的过程中，此时结婚对智力发育不利，影响学习和工作。

(3) 如果结婚早，大多数人生育也会早，根据医学统计，有些妇科疾病的发生恰恰与生育早有着必然的联系，如宫颈癌的发生在早婚、早产和多产的妇女中较多，然而我们也不提倡过晚结婚和生育，一般最好不要超过30岁，尤其不超过35岁，因为年龄过大，卵巢功能就开始衰退，容易造成胎儿畸形、流产和死胎。另外，高龄产妇在分娩过程中容易发生宫缩无力、产程延长、产后大出血等现象，难产率也较高。

综上所述，早婚早育、晚婚晚育除了涉及本人健康、后代优生优育外，还关系着民族健康和人口繁衍的问题。因此，我们应该记住最佳的结婚年龄：男性为25～26岁，女性为23～24岁。最佳的生育年龄应为25～30岁，此期正是人体功能最旺盛、孕育下一代质量最佳的时期。

孕妇是处于妊娠特定生理状态下的人群，孕期的妇女通过胎盘转运供给胎儿生长发育所需营养，经过280天将一个肉眼看不到的受精卵孕育成体重约3.2千克的新生儿。与非孕同龄妇女相比，孕妇本身身体以及胎儿的生长发育都需要更多的营养。

一、孕期的生理特点

母体自受精卵着床开始，体内便发生一系列变化以适应妊娠期自身及胎儿生长发育的需要，并为产后泌乳准备。

(1) 内分泌的变化。

孕期卵巢及胎盘激素分泌增加，人绒毛膜促性腺激素、雌激素水平的增加可调节碳水化合物、脂肪的代谢，体内合成代谢加快，基础代谢从孕期开始增高，同时也有利于营养物质从母体向胎儿运转。循环血中胰岛素水平增加，并且胎盘、甲状腺、肾上腺分泌的各种拮抗胰岛素激素也增加，因此孕期容易出现糖耐量异常和糖尿病。

(2) 消化系统的变化。

在怀孕早期，由于孕酮分泌的增加，可导致消化液消化酶的分泌减少，往往会出现恶心、呕吐、食欲减退等妊娠反应，严重者会危及胎儿的安全。在孕中晚期，因胃肠道平滑肌细胞松弛、张力减弱、蠕动减慢、胃排空延迟、消化液分泌减少，孕妇容易内热，出现消化不良和便秘等症状。

(3) 主要器官的负荷增大。

孕期血液容积、血液成分会发生改变。孕期28到32周时，血液容积可增加到最大值，将增加一半的血量，为1.3～1.5升，然而血细胞的增加并不成正比，由此会导致孕期生理性贫血。

血容量的增加会使心脏和肺脏的负荷增加，孕晚期由于膈肌上升，心脏会向上向前移位，出现心率增快，增加心脏负担。由于孕期血量增加，但肾小球的吸收能力没有相应增加，从而会造成尿液中葡萄糖的含量大为增加，有可能达到平时的10倍，排出量也会明显增加，所以妊娠后期部分孕妇会出现水肿，还有一些孕妇会出现高血压，严重者出现子痫。

(4) 体重的增加。

怀孕初期，健康的孕妇体重增加平均为12.5千克，增重过多或过快都对母子双方不利。理想的情况是妊娠前三个月体重增加1.0～1.5千克，以后平均每周增重不超过0.5千克。

二、孕期常见问题及食养方法

1. 孕吐反应

胎儿的各器官、内脏正处于分化形成阶段，胎儿生长速度缓慢，需要的热量和营养物质不会显著增加，并不需要特殊的补给，但在这个期间孕妇往往容易发生轻度的恶心、呕吐、食欲不振、择食、厌油、烧心、疲倦等早孕反应。这些反应会影响孕妇的正常进食，进而妨碍营养物质的消化吸收，导致妊娠中、后期胎儿的营养不良。

因此，这个阶段的膳食要以高蛋白、多营养、少油腻、易消化吸收、少食多餐为原则。多食鱼肉、瘦肉、大豆及其制品和蛋类、新鲜蔬菜、水果，适量补充优质奶及奶制品等。可选择孕妇平时喜好的食物，以防消化不良或便秘而造成先兆性流产。在进食时，最好将食物中的固体与液体食物分开，即在正餐完毕后，隔些时间再喝水或汤。

孕妇每天饮水以1000～1500毫升为宜，保障循环和消化所需，并保持皮肤健康。如果进水量过少，血液浓缩，血液中代谢废物的浓度也会相应升高，排出就不太顺利，会增加尿路感染的机会，对胎儿的新陈代谢不利，对孕妇的皮肤护理和养颜也不利。相反，如果水分摄取过多，会加重肾脏负担，多余的水分就会潴留体内，从而引起水肿。

推荐食方：

(1) 小米花生粥。取小米35克、生花生10克、饮用水700毫升煮粥。此粥品具有健脾养胃、缓解孕吐等功效。

(2) 柠檬泡水。取柠檬2片泡饮用水1500～2000毫升。此饮品具有健脾养胃、缓解孕吐等功效。

另外，要少食多餐，推荐小米、红米、腰果、猕猴桃、柠檬、西蓝花、南瓜等。

孕期孕吐的食养一日三餐如表5-17所示。

表 5-17　孕期孕吐的食养一日三餐

餐　次	食　谱	食　材
早餐	二米坚果粥	大米、糙米、腰果
	虾仁蒸蛋羹	虾仁、鸡蛋
	杂粮馒头	小麦粉、高粱面粉
加餐	生花生、核桃	生花生9个、核桃仁2个
午餐	菌香汤面条	面条、紫菜、豆皮、小蘑菇、青菜
	萝卜炖排骨	胡萝卜、土豆、排骨、香菇
午点	猕猴桃、无花果	猕猴桃一个、无花果4个
晚餐	红枣南瓜粥	小米、红枣、南瓜
	豆豉包菜	豆豉、包菜
	杂粮馒头	小麦粉、黑米面粉
饮水	柠檬茶	鲜柠檬煮水代茶饮

2. 便秘

在孕期，因为胎儿的存在，会压迫肠道，导致大多数孕妈有便秘的尴尬症状。另外，因为激素对消化系统的影响，也会造成便秘。可多吃含粗纤维多的蔬菜和水果，可以多喝水，这样也能缓解便秘。

因此，这个阶段的膳食要多食用富含粗纤维的食物，以加快肠蠕动，如菠菜、芹菜、火龙果、无花果等；多食用富含B族维生素的食物，可促进消化液分泌，维持和促进肠蠕动，有利于排便，如粗粮、豆类及其制品等；增加饮水量，以润滑肠道、软化大便，特别是晨起时宜空腹饮用水；适量增加脂肪的摄入，脂肪有润肠作用，有利于排便，但不宜摄入过多；植物油能直接润肠，且分解产物脂肪酸又刺激肠蠕动，可选用花生、芝麻、核桃、花生油、芝麻油、豆油等，每天增加有效运动量，促进肠蠕

NOTE

动，有利于排便。

推荐食方：

(1) 无花果糙米粥。用大米30克、糙米10克、无花果10克、饮用水500毫升煮粥。此粥品具有健脾养胃、调理肠道等功效。

(2) 紫菜莴笋汤。用紫菜1克、莴笋约100克熬汤。此汤品具有健脾开胃、清内热等功效。

孕期便秘的食养一日三餐如表5-18所示。

表 5-18　孕期便秘的食养一日三餐

餐　次	食　谱	食　材
早餐	芝麻米糊	大米、黑米、黑芝麻
	麻酱拌生菜	芝麻酱、生菜焯水
	杂粮馒头	小麦粉、玉米面粉
加餐	无花果、葡萄干	无花果4个、带籽葡萄干6个
午餐	蒸软米饭	大米、糙米
	青菜肉片	茼蒿、肉片
	茄汁花菜	西红柿、花菜
	银耳水果羹	银耳、苹果、红枣、雪梨
午点	火龙果、橙子	火龙果1/2个、橙子1个
	麦麸鸡蛋面汤	小麦粉、麦麸、鸡蛋
晚餐	芹菜炒豆干	芹菜、豆干
	杂粮馒头	小麦粉、小米面粉
饮水	无花果茶	无花果煮水代茶饮

3. 水肿

孕妇妊娠期水肿是血管内液体成分渗出血管，积聚在组织间隙中造成的。一般来说，孕期水肿容易发生在怀孕28周以后，此时准妈妈的子宫已大到一定的程度，可能会压迫到静脉回流。所以，静脉回流不好的孕妇，此阶段较易出现下肢水肿现象。另外，怀孕期间准妈妈胎盘分泌的激素及肾上腺分泌的醛固酮增多，可造成体内钠和水分潴留，体内水分积存，尿量相应减少。更有一些准妈妈会合并较重的贫血。一般水肿会随着孕期的增加而严重。

妊娠期水肿，需多卧床休息，适当抬高下肢，特别是左侧卧位，可改善胎盘血液供应，减轻浮肿。另外，散步也很重要，因为散步的时候，可通过调节小腿肌肉，改变一些静脉被压迫现象。

这个阶段的饮食应注意：少吃盐和糖，多吃清淡的食物，可以适当做孕妇保健操。如果发现脚或腿已经有些肿了，可以煮冬瓜或红小豆煮水缓解。

推荐食方：

(1) 小米红豆粥。用小米35克、红小豆5克、饮用水500毫升煮粥。此粥品具有健脾养胃、利水等功效。

(2) 西红柿冬瓜汤。用西红柿1/2个约100克、冬瓜约100克熬汤。此汤品具有健脾开胃、利水等功效。

(3) 黄瓜或冬瓜煮水。用黄瓜或冬瓜约100克、饮用水800毫升，小火煮约10分钟。此饮品具有清热、利水等功效。

调养推荐：小米、红小豆、红米、无花果、桑葚、冬瓜、西葫芦、包菜、苹果、梨等。

孕期水肿的食养一日三餐如表5-19所示。

表 5-19　孕期水肿的食养一日三餐

餐　次	食　谱	食　材
早餐	银耳百合粥	大米、银耳、百合、红枣
	平菇烧青菜	平菇、小青菜
	杂粮馒头	小麦粉、高粱面粉
早点	花生、红枣	红枣2个、生花生6个
午餐	蒸软米饭	大米、糙米
	紫菜冬瓜炖豆腐	紫菜、冬瓜、豆腐、黑木耳
	虾仁西蓝花	西蓝花、虾仁
	米酒小汤圆	米酒、小汤圆、雪梨
午点	梨、橙子	梨1个、橙子1个
晚餐	小米红豆粥	小米、红小豆、花生
	青菜烧腐竹	腐竹、小青菜
	杂粮馒头	全麦面粉
饮水	西葫芦茶	西葫芦或冬瓜煮水代茶饮

第六节　哺乳期生理特点及食养配餐

乳母是处于哺乳特定生理状态下的人群，因要分泌乳汁及哺育婴儿，并保证6个月以内婴儿全面的营养需要，所以乳母所需的能量及各种营养素要多于一般妇女。当乳母的各种营养素摄入量不足时，体内的分解代谢将会增加，以尽量维持泌乳量，初乳的下降量可能不会太明显，但已存在母体内营养的不平衡，比较常见的是乳母的体

NOTE

重减轻，或可出现营养缺乏病的症状，严重可能会危及婴儿的生长发育。因此，乳母应该科学、合理地摄入营养，这对于身体康复、乳汁分泌具有重要意义。

一、哺乳期的生理特点

乳汁分泌是一个非常复杂的神经内分泌调节的过程。一般分娩后72小时之内乳腺开始分泌乳汁，称为"乳汁生成期"。精神因素、乳母的饮食和营养状况是影响乳汁分泌的重要因素，患营养不良的乳母乳汁的分泌量也会减少，泌乳期也会缩短。

(1) 乳房的变化。

哺乳期乳房会增大，会分泌大量乳汁，有些乳母会感觉乳房胀痛，也就是俗称的"涨奶"。

(2) 乳汁的变化。

母乳是满足婴儿营养需求的最佳食品，随着婴儿成长过程中不断变化的能量和营养素需求，母乳的成分也不断发生变化。哺乳的母亲每天大约产生700毫升乳汁，其多少主要取决于婴儿的需要量，但在前6个月哺乳期内，每天产生这些乳汁需要消耗大约500千卡能量。乳母的能量需求还取决于每天的活动量，能量储备不足或者过低也会影响乳汁分泌量。

(3) 产后生理和心理的变化。

从胎儿和其附属物的娩出到生殖器官恢复至未孕的状态，一般需要6~8周的时间，这段时间被称为"产褥期"。产妇由于承受了妊娠和分娩时的应激，在生理和心理上也都发生了很大变化，体力和体内储存的营养物质也都产生了大量的消耗，需要充足的食物和营养来源。所以，产后康复卧床时间较长、活动减少和饮食上的一些禁忌不利于产妇的康复。

二、哺乳期常见问题及食养方法

1. 乳腺炎

急性乳腺炎是大约40%的新妈妈都可能遭遇的状况，主要症状包括乳房的疼痛、局部皮肤发烫、红肿等。急性乳腺炎是致病菌侵入乳腺并在其中生长繁殖所引起的急性化脓性感染。这种病症在第一次做妈妈的女性中更为常见，往往发生在产后3~4周。急性乳腺炎产生原因主要有两方面：一方面是乳汁淤积很可能导致入侵细菌的繁殖生长；另一方面，细菌也可能常由乳头破损、皲裂处入侵，沿淋巴管入侵是感染的主要途径。还有，就是婴儿口含乳头睡觉或者婴儿患有口腔炎吸乳时，细菌可直接入侵乳腺管，上行至乳腺小叶而发生感染。

推荐食方：

(1) 大米藕丁粥。用大米30克、红米5克、莲藕20克、饮用水500毫升熬粥。此粥品具有健脾养胃、消炎等功效。

（2）西葫芦青菜汤。用西葫芦1/2个约200克、青菜适量熬汤。此汤品具有健脾开胃、清热消炎等功效。

（3）黄瓜片金银花煮水。取黄瓜片约100克、金银花5克、饮用水1000毫升，小火煮约10分钟。此饮品具有清热、利水、消炎等功效。

这个阶段的膳食应清淡，禁忌辛辣、油腻食物。

调养推荐：大米、燕麦、冬瓜、西葫芦、黄瓜、黄花菜、西蓝花等。

哺乳期得乳腺炎的食养一日三餐如表5-20所示。

表5-20 哺乳期得乳腺炎的食养一日三餐

餐 次	食 谱	食 材
早餐	大米红豆粥	大米、红小豆、腰果
	黄瓜木耳炒鸡蛋	黄瓜、黑木耳、鸡蛋
	包子	包菜、黑木耳、胡萝卜、小麦粉
早点	无花果、桑葚	桑葚6个、无花果4个
午餐	蒸软米饭	大米、燕麦
	冬瓜炖牛腩	冬瓜、胡萝卜、牛腩、西红柿
	菌香青菜	香菇、上海青
	水果汤	苹果、梨、红小豆、绿豆
午点	火龙果、香蕉	火龙果半个、香蕉1个
晚餐	二米粥	大米、小米、枸杞
	西葫芦炒腐竹	西葫芦、腐竹
	馒头	小麦面粉
饮水	黄瓜片金银花煮水	黄瓜片、金银花煮水代茶饮

2. 恶露排不干净

恶露一般指排出胎盘后，宫腔里实际存在一个创面，就是胎盘附着的创面，要有一个修复的过程。除胎盘附着的地方，由于整个子宫腔受孕期激素和胎儿激素影响，整个内膜都要在剥脱后重新附着新的功能层，整个排除异物的过程和排出的分泌物，称为恶露。

恶露分为三种：在刚生完孩子的3～5天内，是红色的恶露；之后1～2周是白色的恶露；超过2周到42天内即3～5周左右，是浆液性的恶露。但是，往往会有一些产妇的恶露排不干净或者恶露量少。

推荐食方：

（1）玫瑰花面汤。用小麦粉20克、玫瑰花4朵、枸杞5个、饮用水600毫升做成面汤。此汤具有健脾养胃、活血散瘀等功效。

（2）丝瓜红豆汤。用丝瓜1/2个约100克、红小豆30克，加水800毫升，大火煮开后再小火煮15分钟即可。此汤品具有健脾开胃、活血散瘀等功效。

NOTE

（3）玫瑰山楂煮水。用玫瑰花6朵、山楂片4克、饮用水800～1200毫升，小火煮约10分钟。此饮品具有疏肝解郁、活血等功效。

这个阶段的膳食多用活血散瘀食物。

调养推荐：红米、黑米、小米、茄子、洋葱、黑木耳、玫瑰花、山楂等。

哺乳期恶露不净的食养一日三餐如表5-21所示。

表5-21　哺乳期恶露不净的食养一日三餐

餐　次	食　谱	食　材
早餐	小米山楂粥	大米、小米、山楂、葡萄干
	洋葱木耳炒鸡蛋	洋葱、黑木耳、鸡蛋
	烙菜饼	小麦粉、洋葱、黑木耳碎、鸡蛋、小青菜碎
早点	鲜山楂、葡萄干	鲜山楂4个、带籽葡萄干6个
午餐	蒸软米饭	大米、糙米
	肉末茄子	肉末、茄子、柿子椒
	滑子菇烩腐竹	滑子菇、腐竹、小青菜
	鲫鱼豆腐汤	鲫鱼、豆腐、香菇、枸杞
午点	猕猴桃、橙子	猕猴桃1个、橙子1个
晚餐	玫瑰面汤	小麦麸、玫瑰花、鸡蛋
	蒜香苋菜	紫苋菜、蒜末
	馒头	小麦面粉
饮水	玫瑰桑葚柠檬茶	玫瑰桑葚柠檬煮水代茶饮

第七节　老年期生理特点及食养配餐

一、老年期的年龄阶段

世界卫生组织对老年人年龄的划分提出的标准是：60～74岁的人群称为年轻的老年人，75岁以上的人群称为老年人，90岁以上的人群称为长寿老年人。而我国民间的说法是：三十而立，四十而不惑，五十而知天命，六十花甲，七十古稀，八十为耋，九十为耄。1982年，中华医学会老年医学学会建议，把60岁作为我国划分老年人的标准。

二、老年期的生理特点

衰老过程是人们不可避免的自然规律，随着步入老年人行列，身体各方面机能就会有很明显的退化，新陈代谢过程也会变慢，活动相对迟缓。因此，老年群体只要及时认识和了解自身的生理特点，及时调整养护身体，根据实际情况科学地进行体育锻炼，就能有效地减缓衰老过程，强健身体。

衰老是一种生理性衰退的渐进过程，我们来看各系统老化的改变。

（1）整体外观变化。肌肉萎缩、脊柱弯曲、身高变矮、皮肤松弛有褶皱、老年斑、白发、脱发、手掌及脚底皮肤过度角化等。

（2）运动系统的变化。平衡力差易摔倒、扭伤、关节疼痛问题居多，常见部位有手腕、坐骨、股骨颈，常伴有骨质疏松症、坐骨神经痛等。

（3）消化系统的变化。腮部凹陷、牙齿松动脱落、食欲下降、营养吸收利用率降低、胃肠蠕动减慢、胃胀满、便秘、痔疮等。

（4）呼吸系统的变化。随着呼吸器官功能的衰退，肺活量下降，常出现免疫力降低、感冒、咽炎、久咳等问题。

（5）循环系统的变化。随着年龄的增加，老年人心肌出现退行性变化、心肌收缩力减弱、心跳减慢、易出现早搏，也常常有动脉粥样硬化、高血压、冠心病、血栓形成、静脉曲张等问题。

（6）神经系统的变化。脑组织逐渐萎缩、记忆力下降、动作迟缓、平衡能力下降、容易跌倒、易发生骨折等。

（7）泌尿系统的变化。肾脏功能减退，易出现脱水、膀胱肌肉萎缩、尿频、夜尿次数增加。男性常见前列腺肥大、排尿困难、尿潴留；女性易发生尿路感染等。

（8）内分泌系统的变化。甲状腺素和促甲状腺激素的合成和分泌减少，形成甲状腺功能减退问题。另外，随着年龄的增长，老年人胰腺分泌胰岛素的功能和质量降低，易患糖尿病。

（9）感官的变化。视力下降、眼睛干、酸、涩，老眼昏花，听力下降，耳聋、耳鸣，皮肤触觉下降，味觉不敏感，对冷、热、痛觉不敏感等。

三、老年期的常见问题及食养方法

随着年龄的增长，肌体组织细胞代谢紊乱可能加速衰老。合理营养是加强老年保健、延缓衰老进程、防止各种老年常见病、达到健康长寿和提高生命质量的必要条件，充足的蔬菜，适当的肉类，优质的鸡蛋，奶及奶制品可提供部分优质蛋白质。

1. 失眠

长期失眠很容易引起老人其他身体及心理上的疾病，出现这些问题的原因有以下几个方面。

第一，生理性因素。研究表明，神经细胞会随着年龄的增加而减少，而睡眠是脑部的一种活动现象，由于老年人神经细胞的减少，自然就能引起老年人睡眠障碍，而失眠则是最常见的症状。

第二，脑部器质性病变。身体代谢随着年龄的增加而减弱，最为常见的是脑动脉

NOTE

硬化程度逐渐加重，常伴有高血压、脑出血、脑梗死、痴呆、帕金森等疾病，这些疾病的出现都可使脑部血流量减少，引起脑代谢失调而产生失眠症状。

第三，全身性疾病。进入老年后，组织代谢降低，老年人多患有心血管疾病、呼吸系统疾病以及其他退行性脊椎病、颈椎病、类风湿性关节炎、四肢麻木等。这些会因为疾病本身或伴有症状而影响睡眠，加重失眠。

第四，和精神相关。统计表明，有抑郁状态及抑郁倾向的老年人比例明显高于年轻人。此情况多会伴有失眠、排便困难、心慌等症状，其睡眠障碍主要表现早醒及入睡困难。随着患者年龄的增加，后半夜睡眠障碍越来越严重，多数老年人早醒后很难再入睡。

第五，社会心理因素。思虑、不安、怀念、忧伤、烦恼、焦虑、痛苦等，都可使老年人产生失眠症。主要特点为入睡困难、脑子里想的事情总摆脱不掉，以致上床许久辗转反侧就是睡不着，或者刚刚睡着又被周围的声响或噩梦惊醒，醒后再难以入睡。

饮食原则：其实，失眠很大一部分是生理、心理双重原因引起的，平时只要注意调养好身心，还是可以解决失眠问题的。适当规律地运动、不喝刺激性的饮料、保持室内空气流通、有规律的饮食、居住环境远离闹市、情绪稳定、无思想负担等都是缓解失眠的有效方法。

禁忌：油炸食物、烧烤、动物内脏、奶油等油腻食物；冰激凌、冰镇果蔬、性寒凉食物；熏肉、腊肉、香肠等再加工肉制品；忌过度使用电子产品，如手机、平板、计算机等。

推荐：小米、红米、红小豆、黑豆粉、苹果、蓝莓、猕猴桃、小金橘、橙子、紫甘蓝、紫菜、海带、银耳、木耳、枸杞、核桃、杏仁、桑葚、椰枣、花生、黑加仑、葡萄干等。

老年期失眠的食养一日三餐如表5-22所示。

表5-22   老年期失眠的食养一日三餐

餐 次	食 谱	食 材
早餐	大米桑葚黑芝麻粥	大米、桑葚、黑芝麻
	西葫芦炒豆干	西红柿、西葫芦、豆干
	麻酱拌菠菜	菠菜、芝麻酱
	小米面馒头	小米、全麦面粉
早点	腰果	腰果
午餐	蒸二米饭	大米、紫薯
	西芹鹰嘴豆	芹菜、鹰嘴豆
	坚果碎拌生菜	核桃仁、生菜
	花菜炒木耳	花菜、木耳
	紫菜黄瓜汤	紫菜、黄瓜、虾皮

餐 次	食 谱	食 材
午点	猕猴桃	猕猴桃
晚餐	银耳百合莲子粥	小米、银耳、百合、带芯莲子
	白灼秋葵	秋葵
	彩椒炒土豆丝	彩红椒、土豆
	黑米面馒头	黑米面、全麦面粉

推荐食方：

(1) 小米桂圆莲子粥。用小米40克、桂圆4粒(带壳)、莲子9粒(带芯)、红枣2个、饮用水600毫升熬粥。此粥品具有补养心脾、安神的功效。

(2) 大米银耳百合莲子粥。用大米25克、百合5克、带芯莲子6克、银耳适量、饮用水600毫升熬粥。此粥品具有滋阴润燥、清心安神的功效。

(3) 小米红豆绿豆粥。用小米30克、红豆5克、绿豆5克、饮用水600毫升熬粥。此粥品具有养心安神、利水祛湿的功效。

2. 尿频

这是老年人比较普遍的现象，有的人排尿次数虽多，但每次尿量很少，且总有一种排不干净的感觉。尿频给老年人的生活带来极大不便，有些老年朋友因此不敢出门，怕临时找不到厕所而尴尬。尿频也可影响到老年朋友的身体健康，尤其是在冬季的夜晚，不但影响休息和睡眠，还易导致伤风感冒、引起或加重原有的呼吸系统疾患等。

在现代医学中，老年人尿频除与饮水过多、精神紧张或气候改变等因素有关外，还与老年人的肾脏动脉硬化有关，这会影响尿液生成的浓缩和吸收过程，从而导致尿频。此外，老年男性常见的前列腺增生、糖尿病、泌尿系统结石等，也是引起尿频的因素。

在中医学上，老年人尿频的发生与肺、脾、肾、膀胱有关。肾阳不足、久病咳喘、饮食失节、劳倦过度、感受湿热或湿热内生等，均可导致老年人尿频的发生。其实，肾跟膀胱互为表里，也就是说尿液的排泄虽然在膀胱，但膀胱的开阖要受肾气的制约。如果肾脏气化正常，膀胱启闭有度，尿液就能正常排出。如果肾脏患有疾病，调节排尿的功能就会发生障碍，导致小便闭塞或小便过多，进而导致人体水液平衡的紊乱。

禁忌：油腻油炸食物；辛辣刺激性食物；荤腥类食物；冰镇寒凉食物；香辛调味料，如辣椒、花椒、五香粉、孜然粉、咖喱粉等；腌制品，如咸菜、咸鱼干、豆腐乳等；甜腻食物，如糕点、奶油等。晚餐后不宜过量饮水，忌食冬瓜、西瓜、梨等利尿的食物。

推荐：小米、黑米、红米、黑豆粉、洋葱、黑木耳、菠菜、油菜、紫甘蓝、花菜、西蓝花、银耳、山药、莲藕、紫菜、香菇及大豆制品、枸杞、桑葚、花生、黑芝麻、核桃、腰果、甜杏仁、带籽葡萄干等。

推荐食方：

(1) 黑豆核桃黑米糊。取黑豆10克、核桃仁10克、黑米10克、大米10克、饮用水500毫升，用豆浆机打糊。此糊具有温肾固涩的功效。

(2) 小米山药枸杞粥。取小米30克、淮山药30克、枸杞2克、饮用水500毫升熬粥。此粥具有益气健脾、固涩小便的功效。

(3) 大米黑米腰果粥。用大米35克、黑米5克、腰果6粒、水500毫升熬粥。此粥品具有健脾胃固肾的功效。

老年期尿频的食养一日三餐如表5-23所示。

表5-23　老年期尿频的食养一日三餐

餐　次	食　谱	食　材
早餐	燕麦米糊	黑米、燕麦、粳米、核桃、葡萄干
	芝麻馒头	小麦粉、黑芝麻
	木须蛋	洋葱、鸡蛋、黑木耳
早点	板栗	板栗
午餐	蒸卤面	面条、豆芽、芹菜、西葫芦、青菜、西红柿
	菌菇炖丝瓜	菌菇、丝瓜
	银耳水果汤	银耳、桑葚、红枣、苹果
午点	西红柿	西红柿
晚餐	粳米核桃粥	大米、核桃、葡萄干
	黑米面馒头	黑米面、小麦粉
	西红柿炒鸡蛋	西红柿、鸡蛋
	腰果炒西蓝花	西蓝花、腰果

3. 便秘

便秘是指大便经常秘结不通、排便时间延长或有便意而排便困难，主要是由于大肠的蠕动功能失调，粪便在肠内滞留过久、水分被过度吸收而使粪便过于干燥、坚硬所致。老年人便秘是指排便次数减少，同时排便困难、粪便干结。正常人每天排便1～2次，便秘患者每周排便少于2次，并且排便费力。老年人一旦出现经常性的便秘，应先请医生检查，排除肠道器质性病变，然后合理调整饮食。老年人长期便秘会引起食欲不振、头晕、头痛、乏力、失眠、脾气焦躁、胃胀腹痛等问题。严重者会对排便有恐惧心理或精神失常，更甚者还会形成多种并发症。

老年人便秘的原因有以下几个方面。

(1) 与年龄有关，吃饭量和体力活动减少，肠道的张力和蠕动减慢，食物长期储存在肠道内，形成便秘。

(2) 和不良生活习惯有关，一是饮食因素，二是排便习惯，三是活动减少。

(3) 和精神心理因素有关，患有抑郁、焦虑、强迫观念以及心理障碍。

(4) 肠道病变，肠道的病变有炎症性肠道问题、肿瘤、痔疮等。

(5) 和身体慢性病有关，例如高血压、尿毒症、帕金森、中风等。

(6) 和长期滥用泻药有关。

禁忌：芡实、莲子、菠萝等收敛性食物；高蛋白无蔬菜饮食结构。

推荐：小米、燕麦片、糙米、麦麸、芝麻酱、菠菜、苋菜、韭菜、胡萝卜、长豆角、空心菜、银耳、玉米粒、芝麻、松子、无花果、软桃、火龙果等。

推荐食方：

(1) 蒸火龙果。用火龙果1个，在锅中加2000毫升水烧开，把带皮火龙果放入锅里隔水蒸至熟透。此食方有清热生津、润肠通便的功效，适用于大便干结、便秘人群。

(2) 大米黑芝麻粥。用大米40克、带壳桂圆4个、黑芝麻1汤匙、蜂蜜适量熬粥。此粥品有补中益气、调理肠道的功效。

(3) 蔬菜麦麸粥。用大米30克、麦麸10克、青菜(切碎)、香菇、胡萝卜、盐少许熬粥。此粥品有润肠通便的功效。

老年期便秘的食养一日三餐如表5-24所示。

表5-24　老年期便秘的食养一日三餐

餐　次	食　谱	食　材
早餐	燕麦米糊	糙米、燕麦、无花果、大米
	亚麻籽煎饼	小麦粉、土豆、亚麻籽
	芹菜炒豆干	芹菜、豆干
	水煮玉米	玉米
早点	无花果	无花果
午餐	二米饭	大米、小米、葡萄干
	白菜余丸子	小麦粉、优质牛肉、白菜、香菇
	彩椒藕片	莲藕、彩红椒
	青菜菌菇汤	青菜、金针菇、黑木耳、番茄
午点	西红柿	西红柿
晚餐	水果粥	小米、燕麦片、香蕉少量
	胚芽馒头	小麦粉、小麦胚芽
	青椒萝卜丝	白萝卜、青椒

4. 打鼾

打鼾超过60分贝或严重影响别人休息时即可判断为鼾症。研究显示，打鼾者男性居多，是女性的2倍。随着年龄的增长打鼾的现象越来越多，生活中并未发现打鼾有什么特效药。

"打鼾不是睡得香，打久了会要命。"打鼾俗称"打呼噜"，是由于呼吸过程中气流高速通过上呼吸道狭窄部位时振动气道周围软组织发出的声音而引起的，是一种常见的、危害性较大且很难引起人们重视的问题，是睡眠呼吸暂停综合征的主要症状之一。长时间打鼾会引起头痛、注意力不集中、困乏等症状，严重者会出现呼吸暂停、猝死，同时也会诱发许多疾病。

老年人打鼾最根本的是要找到病因，然后针对病因找到适合的调养办法。

鼻部原因：鼻中隔偏曲、鼻甲肥大、鼻黏膜充血、慢性鼻炎等。

咽部原因：扁桃体以及腺样体肥大、舌体肥大、咽部功能失调等。

机能性原因：白天清醒时气道正常，睡眠时气道周围肌肉张力降低，加之仰卧时舌根后坠，造成气道狭窄出现打鼾。

常见因素：肥胖、性别、内分泌遗传病史、饮酒或长期服用镇静剂安眠药、吸烟、家族遗传等因素。

要想睡觉不打鼾，拥有较好的睡眠品质，建议做到以下几点。

(1) 身心的过度操劳都会导致精神和肌肉的紧绷、疲惫，在睡前最好先舒缓一下身心，如洗个温水澡、按摩、听音乐等，这样会睡得比较安稳。

(2) 睡前活动最好以柔缓为主，不要让情绪太过激昂，因为神经会无法立刻放松。

(3) 仰睡或趴着睡会让呼吸道不顺畅，侧睡时松弛的肌肉会倾向一边，一般不会堵住呼吸道。

(4) 避免吸烟、饮酒和刺激性药物。

(5) 肥胖者的鼻息肉通常也较肥大，而且喉咙和鼻子内的肉也比较肥厚，容易堵塞住呼吸道，所以对于体重超重的人群要做好体重控制。

禁忌：辛辣刺激、油腻类的食物，包括肥肉、动物内脏，忌饮用茶、咖啡、碳酸饮料等，忌食冰镇寒凉的瓜果。晚餐忌肉食，少吃含白砂糖类的食物，少吃腌制品，限制钠盐的摄入。

宜食：燕麦、糙米、小米、玉米、麦仁、赤小豆、白扁豆、冬瓜、丝瓜、空心菜、枸杞、葡萄干、腰果、桑葚、莲子等。

推荐食方：

(1) 陈皮荷叶茶。用陈皮3克、干荷叶2克，全天用开水反复冲泡代茶饮。此饮品具有健脾理气、祛湿化脂的功效，适用于肥胖、湿气重、舌苔厚腻、排便粘池、打鼾等人群。

(2) 大米红豆汤。用大米、红小豆各20克，加500毫升水煮粥。此粥品具有健脾胃、养心祛湿的功效，适用于大便不成形、粘便池、全身乏力、舌苔黄中带腻、头发油得快、脸上出油多、耳垢黏腻、打呼噜等人群。

（3）小米红豆绿豆粥。取小米30克、红豆5克、绿豆5克，将它们加水入锅来煮，待红豆、绿豆开花后再煮10分钟左右即可。此粥品具有养心安神、利水祛湿的功效，适用于晚上失眠多梦、湿气大、口有异味儿等人群。

老年期打鼾的食养一日三餐如表5-25所示。

表 5-25　老年期打鼾的食养一日三餐

餐　次	食　谱	食　材
早餐	大米红豆粥	大米、玉米糁、红豆
	木耳拌银牙	黑木耳、绿豆芽、豌豆苗
	小米面馒头	小米面
	蒸土豆	土豆
早点	苹果	苹果
午餐	菜丁捞面条	面条、豆角、茄子、番茄、鸡蛋、黄花菜、青菜叶
	果汁拌包菜丝	紫甘蓝、包菜、彩黄椒、鲜柠檬汁适量调拌
午点	猕猴桃	猕猴桃
晚餐	小米麦仁粥	小米、麦仁、无花果
	茄汁西葫芦	西葫芦、青椒、西红柿
	醋熘娃娃菜	娃娃菜
	黑米面馒头	黑米面